GUIA DE ALIMENTOS DA DIETA — DE — SOUTH BEACH

GUIA DE ALIMENTOS DA DIETA DE SOUTH BEACH

Arthur Agatston, M.D.

SEXTANTE

tradução
Ana Beatriz Rodrigues
preparo de originais
Alice Dias
revisão técnica
Virgínia Maria Barroso do Nascimento
revisão
Antonio dos Prazeres/ Sérgio Bellinello Soares
projeto gráfico e diagramação
Arte das Letras
capa
Carol Angstadt
fotolitos
RR Donnelley América Latina
impressão e acabamento
Bartira Gráfica e Editora S/A

CIP-BRASIL. CATALOGAÇÃO-NA-FONTE
SINDICATO NACIONAL DOS EDITORES DE LIVROS, RJ

A21d

Agatston, Arthur
Guia de alimentos da dieta de South Beach / Arthur Agatston; tradução de Ana Beatriz Rodrigues. – Rio de Janeiro: Sextante, 2003.

Tradução de: The South Beach diet; good fats, good carbs guide. – Apêndice.
ISBN: 85-7542-145-X

1. Dieta de emagrecimento. 2. Índice glicêmico. 3. Emagrecimento. 4. Nutrição. I. Título.

04-2257.

CDD 641.5635
CDU 641.561

Editora Sextante (GMT Editores Ltda.)
Rua Voluntários da Pátria, 45 – Gr. 1.404 – Botafogo
22270-000 – Rio de Janeiro – RJ
Tel.: (21) 2286-9944 – Fax: (21) 2286-9244
Central de Atendimento: 0800-22-6306
E-mail: atendimento@esextante.com.br
www.sextante.com.br

SUMÁRIO

UM GUIA PARA O SUCESSO NA DIETA DE SOUTH BEACH

Bem-vindo! Estou feliz por você ter experimentado a Dieta de South Beach e dado o primeiro passo para um futuro repleto de saúde e vitalidade.

A Dieta de South Beach não pode ser classificada como um programa alimentar com baixo teor de carboidratos, pobre em gorduras, nem rico em proteínas. Suas regras são: consumir os carboidratos e as gorduras certas e aprender a lanchar corretamente. O enorme sucesso da Dieta de South Beach se deve ao fato de que as pessoas emagrecem sem ter vontade de comer, sem se sentir privadas e sem perceber que estão fazendo regime. A dieta permite o consumo dos carboidratos "saudáveis" mas restringe os carboidratos que contribuem para o ganho de peso, diabetes e doenças cardiovasculares. A variedade de alimentos e de receitas é enorme. Isso evita a repetição e o tédio, dois obstáculos para o sucesso de uma dieta a longo prazo. Desejo que a Dieta de South Beach se torne um estilo de vida saudável, e o objetivo deste guia é facilitar este processo. Ele vai ajudá-lo a conhecer melhor os princípios da dieta e ensinar algumas dicas para quando você for fazer compras e comer fora.

Gorduras: as boas e as más

A gordura é uma parte importante da alimentação saudável. Existem indícios cada vez maiores de que alguns tipos de gordura são benéficos e que, na verdade, reduzem o risco de enfartes e derrames. Além disso, ajudam o metabolismo do açúcar e da insulina e, portanto, contribuem para nossos objetivos de emagrecimento e manutenção do peso a longo prazo. E, por deixarem os alimentos mais saborosos, as gorduras boas nos ajudam a adotar um estilo de vida mais saudável. No entanto, nem todas as gorduras são iguais — existem as gorduras boas e as gorduras más.

Entre as gorduras "boas" estão as gorduras monoinsaturadas, encontradas no azeite e no óleo de canola, no amendoim e em outras nozes, na pasta de amendoim e no abacate. Essas gorduras reduzem o colesterol total e o colesterol "ruim" (o LDL) — que se acumula e obstrui as paredes arteriais — enquanto mantêm os níveis do colesterol "bom" (o HDL), que transporta o colesterol das paredes arteriais até o fígado, para ser eliminado.

Os ácidos graxos ômega-3 — gorduras poliinsaturadas encontradas em peixes de água fria, óleo de canola, linhaça, nozes, amêndoas e macadâmia — também são gorduras boas. Estudos recentes mostram que, nas populações que ingerem maior quantidade de ômega-3, como os esquimós (cuja dieta inclui grande quantidade de peixe), a incidência de problemas de saúde graves, como doenças cardíacas e diabetes, é menor. Existem indícios de que o ômega-3 ajude a evitar ou tratar a depressão, artrite, asma e colite e ajude a prevenir mortes por problemas cardiovasculares.

Você ingerirá tanto gorduras monoinsaturadas quanto gorduras tipo ômega-3 nas três fases da dieta.

Entre as "gorduras ruins", que obstruem as artérias, incluem-se as gorduras saturadas, encontradas na manteiga, em carnes vermelhas gordas e em laticínios integrais.

As "gorduras muito ruins" são as gorduras do tipo trans, produzidas pelo homem. As gorduras trans, resultado da reação do gás hidrogênio com a gordura, são encontradas em diversos alimentos industrializados, entre eles margarina, biscoitos, bolos, cobertura para bolo, *donuts* e batata frita em saquinho. São piores do que as gorduras saturadas; são prejudiciais aos vasos sangüíneos, ao sistema nervoso e engordam.

Enquanto este guia estava sendo preparado, a Food and Drug Administration (FDA), órgão americano responsável pela aprovação e controle de alimentos e medicamentos, determinou que, em 2006, os produtores de alimentos devem relacionar no rótulo a quantidade de gorduras trans de seus produtos. Até lá, apresento algumas maneiras de reduzir a ingestão de gorduras trans e de gorduras saturadas, no estilo South Beach.

Seja natural: limite o consumo de margarina, de alimentos processados e fast-food, que tendem a conter altas quantidades de gorduras saturadas e do tipo trans. Mude os métodos de preparo dos alimentos: asse-os ou grelhe-os, em vez de fritá-los. Esqueça a pele: retire a pele do frango ou do peru antes de ingeri-los. Livre-se da manteiga: cozinhe com óleo de canola ou azeite no lugar da manteiga, margarina ou banha. Corte a gordura dos laticínios: troque o leite integral por leite desnatado ou semidesnatado.

Os bons e os maus carboidratos

Os carboidratos, alimentos que contêm açúcares simples (cadeias curtas de moléculas de açúcar) ou amidos (cadeias longas de moléculas de açúcar), levaram a culpa pela atual epidemia de obesidade e diabetes. Na verdade, sua culpa é parcial, pois existem bons e maus carboidratos. Os carboidratos bons contêm importantes vitaminas, minerais e outros nutrientes essenciais à saúde que ajudam a prevenir doenças cardíacas e câncer. Foram os maus carboidratos, que têm sido consumidos em quantidades sem precedentes (em grande parte como tentativa de se evitar as gorduras), que acabaram engordando. Os maus carboidratos são os carboidratos refinados, cuja digestão começa nas fábricas, e não em nosso estômago. Os bons carboidratos — os não refinados, que contribuem para nossa saúde — são os que deveríamos comer. Eles são encontrados em alimentos integrais e naturais, como grãos integrais, leguminosas, arroz e hortaliças amiláceas. Devido a sua estrutura molecular, são conhecidos também como carboidratos complexos. Além de estarem repletos de fibras, vitaminas e minerais, os carboidratos bons levam mais tempo para ser digeridos — o que é bom, como veremos logo.

Os maus carboidratos — os refinados —, por outro lado, são encontrados em alimentos embalados, processados, como refeições semipreparadas, biscoitos, massas e pão branco.

Os carboidratos refinados são feitos com farinha branca e contêm pouca ou nenhuma fibra. Na verdade, nos rótulos de muitos produtos feitos com farinha branca lemos "enriquecido com vitaminas e minerais", pois o processo de transformar o grão em farinha branca elimina suas fibras e nutrientes. Uma das regras da Dieta de South Beach é evitar alimentos que contenham a palavra "enriquecido" no rótulo. Indícios atuais mostram que o fortalecimento dos alimentos com vitaminas não repõe os benefícios das vitaminas naturais que foram eliminadas.

Embora os bons carboidratos sejam uma parte fundamental de uma alimentação saudável, a dieta atual da maioria das pessoas está repleta dos tipos ruins. E quando estamos acima do peso, devido ao excessivo consumo dos maus carboidratos, o organismo fica incapaz de processar todos os carboidratos. Para entender o motivo disso, precisamos compreender o papel do hormônio insulina.

Insulina, gordura e "açúcar rápido"

Todos os alimentos, até frutas e feijões, contêm açúcar. Mas há uma diferença crucial entre esses açúcares: o organismo os digere e absorve em diferentes velocidades.

Quando os açúcares dos alimentos entram na corrente sangüínea, o pâncreas produz insulina. A tarefa da insulina é transportar os açúcares do sangue até as células, onde são usados ou armazenados para uso futuro. A insulina é a chave que "destranca" as células e deixa os açúcares entrarem.

A quantidade de insulina necessária para o processo depende dos alimentos que ingerimos. Os alimentos que são decompostos e absorvidos rapidamente pela corrente sangüínea necessitam de muita insulina. Os que são metabolizados e entram na corrente sangüínea mais lentamente requerem uma liberação gradativa de insulina.

A lista das gorduras trans

Ultimamente, você deve ter ouvido falar muito sobre as gorduras trans — um tipo de gordura particularmente nocivo que pode causar sérios danos à saúde. Até se tornar obrigatório relacionar a quantidade de gordura trans nas embalagens, o que você precisa saber para identificá-la nos alimentos está aqui.

Procure as palavras gordura "hidrogenada" ou "parcialmente hidrogenada" na lista dos ingredientes. Se for o primeiro, segundo ou terceiro ingrediente, o alimento contém muita gordura trans. Entre os nomes comuns para gorduras trans estão: óleo de soja parcialmente hidrogenado, óleo de milho parcialmente hidrogenado, óleo de soja e/ou de algodão parcialmente hidrogenado, óleo de semente de palma parcialmente hidrogenado, gordura de coco parcialmente hidrogenada e margarina vegetal parcialmente hidrogenada.

Você pode consultar também a relação de alimentos apresentada a seguir, conhecidos por terem gordura trans. Para continuar emagrecendo e manter-se saudável, é melhor evitá-los o máximo possível. Há diversas alternativas saborosas e mais saudáveis — basta examinar as tabelas de alimentos deste livro!

CAFÉ DA MANHÃ

A maior parte dos produtos de confeitaria, como:

Brioches

Donuts

Muffins

Massas folhadas

Pães doces

Tortas ou *strudels,* simples ou com cobertura

Cafés instantâneos (alguns tipos)

CONGELADOS

Nuggets de peixe

Entradas (alguns tipos)

Batata frita

Tortas de frutas e massas de torta

Panquecas

Pães doces congelados

Pizza e massas para pizza

Waffles

DOCES E BALAS

A maior parte dos doces e balas comercializados:

- Caramelos
- Chocolate

Balas de fruta

Balas com textura cremosa (alguns tipos)

Balas tipo *toffee*

FAST-FOOD

- Batata frita
- Tortas de frutas das redes de fast-food
- Frango frito
- Sanduíches com peixe frito
- Frituras de imersão em geral

GORDURAS E ÓLEOS

- Margarina light (alguns tipos)
- Margarina, todos os tipos
- Gordura vegetal, comum e com sabor de manteiga

PÃES E BISCOITOS

- Biscoitos feitos de misturas semiprontas
- Farinha de rosca e mistura tipo "milanesa" para peixes, carnes ou aves
- Pães de farinha branca e integral (alguns tipos)

SALADAS E MOLHOS PARA SALADAS

- Molhos prontos para saladas (alguns tipos)

SALGADINHOS E LANCHES

Salgadinhos de queijo e *pretzels*
Biscoitos cobertos de chocolate
Biscoitos salgados
Biscoitos doces: a maior parte, como *wafers* e biscoitos de chocolate
Salgadinhos de milho
Bolachas, como Saltines, Salclic e alguns tipos de bolachas de trigo
Pipoca de microondas
Batata frita em saquinho

SOBREMESAS

A maior parte dos produtos processados, como:
Confeitos para bolo, granulados para doces
Bolos e misturas para bolo
Bolos ou bolinhos preparados com coberturas
Bolos de sorvete
Massa de torta, tradicional ou de biscoito
Alguns recheios de torta, como o de chocolate
Coberturas prontas

SOPAS E ENSOPADOS

Caldos industrializados de carne, frango, etc. (alguns tipos)
Sopa de cebola e creme de cebola
Macarrão instantâneo ou sopas semiprontas (alguns tipos)

Em suma: quanto mais rápido o açúcar entra na corrente sangüínea, mais a produção de insulina aumenta. E isso é ruim tanto para o peso quanto para a saúde em geral.

Motivo: quando a glicose é absorvida lentamente, ocorre uma elevação gradual nos níveis de açúcar do sangue — e a queda também é gradual, uma vez que a insulina começa a atuar. Um declínio lento nos níveis de açúcar do sangue significa em menos vontade de comer mais tarde.

No entanto, quando ocorre uma elevação súbita dos níveis de açúcar do sangue, o pâncreas bombeia um nível correspondente de insulina. Resultado: o nível de açúcar cai tanto que desencadeia mais vontade de comer. Muitas vezes, satisfazemos esse desejo comendo em excesso (em geral carboidratos prejudiciais, como salgadinhos e balas), o que leva ao ganho de peso. E o pior: o excesso de peso causado pelo excesso de alimentos pode causar resistência à insulina, precursora do diabetes do tipo 2. Na resistência à insulina, as células ignoram o sinal da mesma para receber a glicose que vem do sangue. Resultado: o pâncreas precisa produzir enormes quantidades de insulina, provocando grande desgaste por exaustão.

Quem tem a barriga grande e os braços e pernas relativamente finos tende a ter a síndrome da resistência à insulina ou "pré-diabetes". Isso geralmente ocorre em pessoas com histórico familiar de diabetes. Outro sinal dessa síndrome é a ocorrência de fadiga, fraqueza, dores de cabeça, irritabilidade, tremores e vontade de comer no final da manhã ou à noitinha, que indica quedas exageradas nos níveis de açúcar do sangue. O consumo de carboidratos refinados revelou essa síndrome em aproximadamente 25% de americanos e na grande maioria das pessoas que estão acima do peso.

A Dieta de South Beach não só emagrece como também corrige a forma como o organismo reage aos alimentos que engordam. E ainda aumenta a sensibilidade do organismo à insulina, diminuindo assim as variações no nível de açúcar do sangue que nos levam a ter fome logo depois que acabamos de comer.

Essa transformação metabólica ocorre em três fases. O objetivo da fase 1 é erradicar a vontade de comer. Para isso, eliminamos todos os amidos, inclusive todos os pães, batatas e arroz. Eliminamos também todos os açúcares, inclusive todas as frutas e bebidas alcoólicas. Incorporamos lanches estratégicos, ingerindo alimentos saudáveis, como nozes ou queijo light, antes que o nível de açúcar do sangue caia muito no final da manhã, tarde e/ou noite. É necessário muito menos calorias para evitar a vontade de comer do que para satisfazer tais desejos depois que eles se instalam. Na fase 1, incentivamos o consumo de hortaliças ricas em nutrientes e saladas saudáveis. Durante essa fase, perde-se de 3 a 6 quilos.

Na fase 2, acrescentamos gradualmente os bons carboidratos, como frutas e grãos integrais. Eis aqui o princípio para voltar a acrescentar carboidratos de forma segura: faça-o de maneira gradual e cuidadosa. O objetivo é ingerir mais carboidratos e continuar a emagrecer. Se você acrescentar uma maçã e uma fatia de pão por dia e ainda estiver emagrecendo, ótimo. Se ingerir uma maçã, duas fatias de pão e uma banana diariamente e observar que a perda de peso estagnou, é porque foi longe demais. É hora de cortar ou experimentar alguns carboidratos diferentes e monitorar os resultados. Você pode tomar um copo de vinho tinto

Além do emagrecimento: a Dieta de South Beach também beneficia a saúde

O médico já lhe disse que você precisa emagrecer para evitar doenças cardíacas ou diabetes? Então a Dieta de South Beach pode ser a alimentação certa para você.

Por quê? Porque a Dieta que está ajudando milhões de pessoas a se livrar de quilos a mais não começou como um programa de emagrecimento. Criei a dieta para ajudar os pacientes a reduzir os níveis de colesterol e triglicerídeos e diminuir o risco de pré-diabetes (doença que precede o diabetes do tipo 2 e que tem relação com enfarte e derrame).

E sua eficácia foi comprovada.

Para dar apenas um exemplo, um de meus pacientes, com pouco mais de 50 anos, tinha hipertensão, colesterol alto, elevadas taxas de triglicerídeos e estreitamento das artérias coronarianas. Seu médico anterior lhe havia receitado os medicamentos habituais. Mas, depois que iniciou a Dieta de South Beach, seu perfil cardíaco melhorou rapidamente. Seu nível de triglicerídeos, que era superior a 400, caiu para menos de 100 — nível normal — depois de apenas um mês. Além disso, ele perdeu quase 14 quilos, manteve-se no novo peso e não toma mais todos aqueles medicamentos para o coração.

Os resultados da dieta também foram avaliados em um ambiente científico. Meus colegas e eu realizamos um estudo confrontando a Dieta de South Beach com a rígida dieta recomendada pela American Heart Association. No estudo, 40 voluntários foram divididos em dois grupos: um deles seguiu o programa da Heart Association e o outro a Dieta de South Beach. Os indivíduos não conheciam a procedência das dietas.

Após 12 semanas, cinco pacientes da dieta da Heart Association haviam desistido e apenas um desistiu do programa South Beach. Os pacientes que seguiam a Dieta de South Beach também tiveram maior diminuição da proporção cintura para quadril, sugerindo uma verdadeira redução do risco de males cardíacos.

Os níveis de triglicerídeos diminuíram radicalmente nos que seguiram a Dieta de South Beach, e sua proporção de colesterol bom para colesterol ruim melhorou mais do que a do grupo que seguiu a dieta da Heart Association. Finalmente, os indivíduos que seguiram a Dieta de South Beach perderam, em média, 6 quilos, o dobro dos 3 quilos perdidos pelos pacientes que testaram a outra dieta.

ou branco às refeições; o vinho, na verdade, ajuda a retardar a digestão. Nessa fase, a perda de peso chega a 400-900 gramas por semana. Você já saberá quais carboidratos pode ingerir sem voltar a ter uma vontade irresistível de comê-los.

Depois que tiver alcançado o peso desejado, chegou a hora de iniciar a fase 3, a fase da manutenção. Nela não há qualquer restrição absoluta, mas a essa altura você já conhece a hierarquia dos importantes grupos alimentares. Aprendeu a optar pelo arroz integral em lugar do arroz branco, batata-doce no lugar da batata-inglesa e pão integral em vez de pão branco. É aí que a Dieta de South Beach se torna um estilo de vida. (Para ter uma idéia de quais alimentos evitar e quais ingerir, consulte as listas das páginas a seguir.)

Na próxima parte, apresentaremos um sistema que pode ajudá-lo a limitar alimentos prejudiciais — que causam picos e quedas no nível de açúcar do sangue e na insulina e engordam — e a escolher alimentos que mantêm estáveis os níveis de açúcar sangüíneo, facilitando o emagrecimento e a manutenção do peso.

Apresentando o índice glicêmico

O índice glicêmico (IG) é um sistema de classificação dos alimentos de acordo com a velocidade e intensidade com que elevam o nível de açúcar do sangue após a ingestão. Quanto maior o índice glicêmico, maiores as variações na produção de açúcar sangüíneo. Portanto, quanto mais baixo o índice glicêmico, melhor a escolha do alimento. No caso de refeições mistas, o índice glicêmico total é aproximadamente a média dos índices de cada alimento específico.

De um modo geral, o IG é classificado como "baixo" (abaixo de 55), "médio" (56 a 69) e "alto" (acima de 70).

Alimentos com IG baixo são convertidos em glicose mais lentamente e, portanto, seus açúcares demoram mais para entrar na corrente sangüínea. Alimentos com IG médio ou alto, que são convertidos em glicose mais rapidamente, liberam seus açúcares na corrente sangüínea com mais velocidade. Isso gera uma elevação repentina nos níveis de insulina.

Os carboidratos não refinados normalmente têm um IG baixo por serem ricos em fibras, que são digeridas lentamente, resultando em uma elevação lenta e gradual do açúcar sangüíneo.

E os carboidratos refinados, os maus carboidratos? Não nos surpreende o fato de seus açúcares processados entrarem rapidamente na corrente sangüínea. Essa rápida conversão faz com que o açúcar do sangue e a insulina se elevem e caiam rapidamente — o que definitivamente não é tão bom.

Na Dieta de South Beach, devemos ingerir alimentos com IG baixo, preparados ou consumidos de maneira que permitam que o organismo os digira e os absorva lentamente. Depois da fase 1, a mais rígida da dieta, você poderá reintroduzir os bons carboidratos com IG mais alto.

Embora o IG seja um enorme avanço para a compreensão do efeito dos carboidratos sobre o metabolismo, existem algumas coisas importantes que precisamos saber para usar o sistema. Primeiro: o IG não leva em consideração o tamanho da porção. A solução foi a criação do conceito de carga glicêmica (CG), que leva em conta o IG do alimento (o tipo do carboidrato) assim como a quantidade (a quantidade de carboidrato) por porção. Esse conceito também representa a carga, ou pressão, exercida sobre o pâncreas pela quantidade de carboidratos.

Para os propósitos deste guia, nossa avaliação de cada alimento baseia-se no índice glicêmico, na carga glicêmica e também em outros fatores. Não incluímos uma coluna dedicada exclusivamente ao IG de cada verbete, pois essas informações não estão disponíveis para todos os alimentos listados nas páginas que se seguem.

Nossas recomendações têm por objetivo apenas servir de orientação, não ser um guia do que você deve ou não fazer. À medida que aprendemos mais, certamente haverá mudanças em edições futuras.

Uma boa dieta é sempre um trabalho em andamento, pois os cientistas estão sempre realizando pesquisas novas e melhores. Ao ler este guia, você perceberá que nossas recomendações sobre alguns alimentos fundamentais mudaram desde a publicação do livro original da Dieta de South Beach. Por exemplo, agora você pode ingerir a quantidade de tomates que quiser, mesmo na fase 1. Embora tecnicamente seja uma fruta, o tomate tem IG baixo e contém muitos nutrientes. As cenouras também passaram de proibidas a permitidas na fase 2, devido a novas pesquisas sobre o valor de seu índice glicêmico. Finalmente e, para muitos de vocês, o mais importante: nossas recomendações com relação aos laticínios mudaram. Embora o leite contenha alguns açúcares da lactose, estudos recentes revelaram que a lactose pode ajudar a controlar a gordura do organismo. Você não pode consumir leite integral, que é rico em gordura saturada, mas pode tomar leite desnatado ou semidesnatado ou iogurte natural desnatado na fase 1. Para ficar a par de todas as mudanças e novas recomendações para a dieta, visite regularmente o site *www.southbeachdiet.com/updates* (em inglês).

Fase 1

Apresento a seguir uma lista de alimentos que podem ser livremente consumidos (assim como alimentos que devem ser evitados) na fase 1 da Dieta de South Beach. Essas listas o ajudarão a não sair da linha e a evitar os carboidratos que podem ser encontrados nos alimentos que menos esperamos.

Alimentos permitidos

AVES (SEM PELE)
Bacon de peru
(2 fatias por dia)
Peito de frango e de peru

CARNE
Cortes magros, como:
Lombo
Filé
Alcatra

DOCES (LIMITE DE 75 CALORIAS POR DIA)
Balas, tipo *drops*, sem açúcar
Chocolate em pó sem açúcar
Cacau em pó
Gelatina sem açúcar
Goma de mascar sem açúcar
Adoçantes

FRIOS
Somente sem gordura ou com pouca gordura

FRUTOS DO MAR
Todos os tipos de peixes e marisco

GORDURA
Óleo de canola
Azeite de oliva

HORTALIÇAS E LEGUMINOSAS
Alcachofra
Aspargo

Vagem
Brócolis
Repolho
Couve-flor
Aipo
Couve
Pepino
Berinjela
Alface (todos os tipos)
Cogumelo (todos)
Ervilha
Espinafre
Broto de alfafa
Tomate
Nabo
Castanha-d'água
Abobrinha

LATICÍNIOS
Leite desnatado
Iogurte natural desnatado
Leite de soja comum semidesnatado (4 g de gordura ou menos por porção)

NOZES
Amêndoa, 15 unidades
Castanha de caju, 15 unidades
Macadâmia, 8 unidades
Amendoim, 20 unidades pequenas
Pistache, 30 unidades

OVOS
Não há limite para o consumo de ovos inteiros, exceto por recomendação médica. Use as claras à vontade.

PORCO
Presunto cozido
Lombinho

QUEIJO (LIGHT)
Americano
Cheddar
Cottage
Requeijão
Feta
Mussarela
Parmesão
Provolone
Ricota

TEMPERO S
E CONDIMENTOS

Todos os temperos que não contêm açúcar
Caldo de carne/galinha
Extratos (amêndoa, baunilha ou outros)
Raiz-forte
Pimenta (preta, caiena, malagueta, branca)

TOFU

Opte pelas variedades macias, semidesnatadas ou light

VITELA

Costeleta
Alcatra

Alimentos que devem ser evitados

AVES

Frango, asa e coxa
Pato
Ganso
Produtos de aves processados

AMIDOS E
CARBOIDRATOS

Evite todos os alimentos amiláceos na fase 1, inclusive:
Pão, todos os tipos
Cereais
Pão ázimo (sem fermento)
Mingau de aveia
Massas, todos os tipos
Produtos de padaria, todos os tipos
Arroz, todos os tipos

CARNE

Peito
Fígado
Outros cortes gordos
Costela

FRUTAS

Evite todas as frutas e sucos de fruta na fase 1, inclusive:

Maçã

Damasco

Frutas vermelhas

Melão cantalupo

Grapefruit

Pêssego

Pêra

HORTALIÇAS

Beterraba

Milho

Batata-doce

Batata-inglesa

Inhame

LATICÍNIOS

Sorvete

Leite, integral ou semidesnatado

Leite de soja integral

Iogurte

OUTROS

Álcool de qualquer espécie, inclusive cerveja e vinho

PORCO

Presunto cozido

QUEIJO

Brie

Edam

Sem ser light

VITELA

Peito

Fase 2

Assim como na fase 1, na fase 2 também existem recomendações sobre os alimentos que devemos ingerir. A primeira lista que apresentamos mostra os alimentos que devem ser reintroduzidos na dieta. A segunda, os alimentos que devem ser ingeridos raramente — pois, em maiores quantidades, poderiam afetar os níveis de glicose no sangue e descarrilar seus esforços para emagrecer.

Alimentos que podem ser reintroduzidos na dieta

AMIDOS (LIMITADOS)
Bagel, pequeno, integral
Pão
Pão de sete cereais
Aveia e farelo
Centeio
Integral
Cereais
  Fiber One
  All-Bran
  Farinha de aveia (não instantânea)
  Outros cereais com alto teor de fibras
Muffins de farelo, sem açúcar (sem passas)
Massas integrais
Ervilha
Pão sírio
  De farinha moída na pedra
  Integral
Pipoca
Batata-doce pequena
Arroz
  Integral
  Selvagem

FRUTAS
Maçã
Damasco, seco ou fresco
Frutas vermelhas
Melão cantalupo
Cereja
Grapefruit
Uva
Kiwi
Manga
Laranja

Pêssego
Pêra
Ameixa
Morango

HORTALIÇAS/
LEGUMINOSAS
Cevada
Feijão-rajadinho
Feijão-fradinho
Cenoura

LATICÍNIOS
Iogurte desnatado adoçado artificialmente, 100 ml por dia

OUTROS
Chocolate
(com moderação)
Amargo
Meio-amargo
Flan diet
Vinho, tinto ou branco

Alimentos que devem ser evitados ou ingeridos raramente

AMIDOS E PÃES
Bagel, farinha refinada
Pão
De trigo refinado
Branco
Biscoitos
Cornflakes
Pão ázimo
Massas feitas de farinha branca
Batata
Inglesa assada
Purê instantâneo
Arroz branco

FRUTAS
Banana
Frutas em lata com calda
Suco de fruta
Abacaxi
Passas
Melancia
Outros
Mel
Sorvete
Geléia

HORTALIÇAS
Beterraba
Milho
Batata

COMO USAR ESTE GUIA

Na Dieta de South Beach não é necessário contar calorias nem carboidratos. Mas os maus carboidratos e as gorduras parecem estar sempre à espreita, sobretudo quando comemos fora ou quando nos descuidamos da alimentação. Este guia ensina como fazer escolhas alimentares saudáveis. Nele você terá a garantia de seguir os preceitos da Dieta de South Beach — em todos os momentos, em todos os lugares.

Os alimentos aqui apresentados estão listados em ordem alfabética por categoria. Cada verbete relaciona a quantidade total de carboidratos, açúcar e gordura referente a uma porção. Na última coluna, indicamos como incorporar cada alimento à sua dieta. Nossa recomendação baseia-se em muitos fatores, entre eles índice glicêmico, carga glicêmica e fibras e nutrientes contidos no alimento. Dentro de categorias específicas, a recomendação designada para cada alimento é: "Bom", "Limitado", "Muito limitado" ou "Evitar". Em alguns exemplos, usamos "Permitido" no caso de alimentos em que as quantidades sugeridas possam enganar. Os adoçantes são um exemplo. Mas é possível que os alimentos que você compra no mercado sejam diferentes dos que analisamos neste guia, mesmo se forem do mesmo tipo. Portanto, não se esqueça de ler os rótulos! Cuidado com enlatados que levam amido de milho ou outros amidos, misturas que contêm gorduras trans e aditivos do açúcar, como o xarope de milho, rico em frutose.

Essas recomendações são orientações, não quantificadores rígidos, pois grande parte depende de você como indivíduo. A freqüência com que ingere um determinado alimento depende da fase da dieta em que estiver, da quantidade de peso que está tentando perder, do próprio metabolismo de seu organismo e assim por diante. A melhor maneira de usar este guia é primeiro consultar a lista dos alimentos, independentemente da fase em que estiver, e ver as recomendações alimentares específicas. Certas categorias, como frutas, são identificadas como "boas", pois são alimentos bons e saudáveis, mas na fase 1 da dieta é necessário evitá-las completamente. Ao reintroduzir os bons carboidratos a partir da fase 2, faça-o com prudência e preste atenção à reação de seu organismo. A Dieta de South Beach não é apenas uma maneira de se alimentar; é uma forma de compreender os alimentos. Depois que entendemos os princípios, seremos sempre capazes de fazer as escolhas alimentares certas.

AÇÚCAR E SUBSTITUTOS PARA O AÇÚCAR

Os açúcares naturais são encontrados em alimentos como os derivados do leite (lactose) e das frutas (frutose). Entre os açúcares refinados estão o mel, o *maple syrup* e o açúcar branco. O índice glicêmico da maior parte dos açúcares é baixo a moderado.

No entanto, o açúcar é o campeão dos aditivos de nosso suprimento alimentar. Uma pessoa ingere cerca de 32 colheres de chá de açúcar por dia. Alguns xaropes de milho ricos em frutose são acrescentados até em produtos que usam adoçantes. Leia os rótulos e compare as opções com cautela.

Açúcar de cana

Alimento	Porção	Carboidratos totais (g)	Açúcar total (g)	Gordura total (g)	Recomendação
Açúcar branco	1 colher (chá)	4	4	0	Muito limitado
	1 colher (sopa)	12	12	0	Evitar
	1/4 xícara	50	48	0	Evitar
	1/2 xícara	100	98	0	Evitar
Açúcar mascavo	1 colher (chá)	13	13	0	Muito limitado
Açúcar cristal	1 colher (chá)	12	12	0	Muito limitado

Adoçantes

Alimento	Porção	Carboidratos totais (g)	Açúcar total (g)	Gordura total (g)	Recomendação
Aspartame	1 colher (chá)	0	0	0	Permitido
Splenda (sucralose)	1 colher (chá)	0	0	0	Permitido
Stevia	1 colher (chá)	0	0	0	Permitido
Sweet'N Low (sacarina)	1 colher (chá)	0	0	0	Permitido
Sweet One (acesulfame K)	1 colher (chá)	0	0	0	Permitido

Geléias, gelatinas e pastas de fruta

Alimento	Porção	Carboidratos totais (g)	Açúcar total (g)	Gordura total (g)	Recomendação
Compotas, com gordura reduzida	1 colher (sopa)	9	7	0	Evitar
Compotas, comuns	1 colher (sopa)	13	12	0	Evitar
Geléia de frutas, 100% de fruta	1 colher (sopa)	11	8	0	Evitar
Geléia ou gelatina, comum	1 colher (sopa)	14	10	0	Evitar
Geléia ou gelatina, light	1 colher (sopa)	9	7	0	Evitar
Geléia de laranja	1 colher (sopa)	13	12	0	Evitar

Outros tipos de açúcar

Alimento	Porção	Carboidratos totais (g)	Açúcar total (g)	Gordura total (g)	Recomendação
Frutose	10 gramas	10	10	0	Bom
Glicose	10 gramas	10	10	0	Evitar
Lactose	10 gramas	10	10	0	Bom
Maltose	10 gramas	10	10	0	Evitar
Sacarina	10 gramas	10	10	0	Limitado

Xaropes

Alimento	Porção	Carboidratos totais (g)	Açúcar total (g)	Gordura total (g)	Recomendação
Mel comercial	1 colher (chá)	17	17	0	Evitar
Mel puro	1 colher (chá)	17	17	0	Muito limitado
Xarope de milho, rico em frutose	1 colher (chá)	14	14	0	Evitar

ARROZ E GRÃOS

Não deixe de desfrutar os grãos, mas opte pelas variedades corretas. Quanto mais intactos eles estiverem, maior a quantidade de fibras terão e melhor será seu teor nutritivo. Os grãos integrais, entre eles trigo, centeio, cevada, milho e algumas espécies de arroz, são ricos em farelos, vitaminas do complexo B, ferro e outros minerais. Evite o arroz branco, pois em seu processamento são eliminados o farelo e os germens. O arroz integral é uma fonte bem melhor de vitaminas do complexo B, minerais e fibras. O arroz-selvagem costuma ser servido com o branco ou integral, é bastante nutritivo e tem baixo índice glicêmico. O cuscuz é outra boa opção de IG baixo, em lugar do arroz branco ou da batata-inglesa.

Arroz cozido

Alimento	Porção	Carboidratos totais (g)	Açúcar total (g)	Gordura total (g)	Recomendação
Arbório, para risoto	1/2 xícara	24	0	0	Limitado
Basmati	1/2 xícara	23	0	0	Limitado
Branco, grãos longos	1/2 xícara	22	0	0	Limitado
Branco, instantâneo	1/2 xícara	20	0	0	Evitar
Integral	1/2 xícara	23	0	1	Bom
Jasmine	1/2 xícara	23	0	1	Evitar
Selvagem	1/2 xícara	18	1	0	Bom

Grãos cozidos

Alimento	Porção	Carboidratos totais (g)	Açúcar total (g)	Gordura total (g)	Recomendação
Amaranto	1/2 xícara	32	1	3	Evitar
Aveia integral	1/2 xícara	26	1	3	Limitado
Centeio integral	1/2 xícara	29	2	1	Limitado
Cevada granulada	1/2 xícara	22	1	0	Bom

Alimento	Porção	Carboidratos totais (g)	Açúcar total (g)	Gordura total (g)	Recomendação
Cuscuz	1/2 xícara	18	0	0	Limitado
Fubá	1/2 xícara	27	0	1	Limitado
Milho	1/2 xícara	21	0	1	Limitado
Sêmolas de milho	1/2 xícara	12	0	1	Limitado
Trigo cru (para quibe)	1/2 xícara	17	0	0	Bom
Trigo integral	1/2 xícara	26	1	3	Limitado
Trigo-sarraceno	1/2 xícara	17	1	1	Bom

AVES

Em relação ao consumo de frango, cozinhe, asse, grelhe ou refogue-o, mas jamais o frite.

Opte pelo peito, que tem menos gordura saturada do que a coxa e a asa, e retire toda a pele antes de comer. O pato e o ganso são mais ricos em gordura saturada do que o frango e não devem ser ingeridos com muita freqüência.

Frango (média entre carne branca e escura)

Alimento	Porção	Carboidratos totais (g)	Açúcar total (g)	Gordura total (g)	Recomendação
Assado, com pele	115 g	0	0	15	Muito limitado
Assado, sem pele	115 g	0	0	8	Bom
Ensopado, com pele	115 g	0	0	14	Muito limitado
Ensopado, sem pele	115 g	0	0	8	Bom
Frito, à milanesa	115 g	5	0	17	Evitar

Frango, assado

Alimento	Porção	Carboidratos totais (g)	Açúcar total (g)	Gordura total (g)	Recomendação
Carne branca e escura (média), assado com pele	115 g	0	0	15	Muito limitado
Carne branca e escura (média), assado sem pele	115 g	0	0	8	Limitado
Carne branca, sem pele, assado	90 g	0	0	4	Bom
Carne escura, sem pele, assado	90 g	0	0	9	Limitado

Frango, ensopado

Alimento	Porção	Carboidratos totais (g)	Açúcar total (g)	Gordura total (g)	Recomendação
Carne branca e escura (média), assado com pele	115 g	0	0	21	Muito limitado
Carne branca e escura (média), assado sem pele	115 g	0	0	14	Limitado
Carne branca, sem pele	90 g	0	0	9	Bom
Carne escura, sem pele	90 g	0	0	16	Limitado

Frango, miúdos, ferventados

Alimento	Porção	Carboidratos totais (g)	Açúcar total (g)	Gordura total (g)	Recomendação
Coração	1/2 xícara	1	0	6	Evitar
Fígado	1/2 xícara	1	0	4	Evitar
Miúdos	1/2 xícara	1	0	4	Evitar
Moela	1/2 xícara	1	0	3	Muito limitado

Frango, partes, assado ou frito

Alimento	Porção	Carboidratos totais (g)	Açúcar total (g)	Gordura total (g)	Recomendação
Asa					
Assada, com pele (asa crua de 90 g, com osso)	35 g	0	0	7	Muito limitado
Assada, sem pele (asa crua de 70 g, com osso)	20 g	0	0	2	Bom
Frita, à milanesa, com pele	30 g	1	0	7	Evitar
Coxa					
Assada, com pele	60 g	0	0	6	Muito limitado
Assada, sem pele	40 g	0	0	2	Limitado
Ensopada, com pele	60 g	0	0	6	Muito limitado
Ensopada, sem pele	40 g	0	0	3	Limitado
Frita, à milanesa, com pele	50 g	4	0	7	Evitar
Peito (metade)					
Assado, com pele (de um peito cru de 140 g)	100 g	0	0	8	Muito limitado
Assado, sem pele (de um peito cru de 120 g)	90 g	0	0	3	Bom
Ensopado, com pele	100 g	0	0	8	Muito limitado
Ensopado, sem pele	90 g	0	0	3	Bom
Frito, à milanesa, com pele	100 g	7	0	9	Evitar

Alimento	Porção	Carboidratos totais (g)	Açúcar total (g)	Gordura total (g)	Recomendação
Sobrecoxa					
Assada, com pele (uma sobre-coxa crua de 115 g com osso)	70 g	0	0	10	Muito limitado
Assada, sem pele (de uma sobrecoxa crua de 113 g com osso)	60 g	0	0	6	Limitado
Ensopada, com pele	70 g	0	0	10	Muito limitado
Ensopada, sem pele	60 g	0	0	5	Limitado
Frita, à milanesa, com pele	65 g	5	0	9	Evitar

Galo, pato e ganso

Alimento	Porção	Carboidratos totais (g)	Açúcar total (g)	Gordura total (g)	Recomendação
Galo assado, meio, com pele	650 g	0	0	74	Muito limitado
Galo assado, com pele	115 g	0	0	13	Muito limitado
Ganso assado, com pele	90 g	0	0	19	Muito limitado
Ganso, assado, sem pele	90 g	0	0	11	Muito limitado
Pato assado, sem pele	90 g	0	0	10	Muito limitado
Pato, assado, com pele	90 g	0	0	24	Muito limitado

Peru

Alimento	Porção	Carboidratos totais (g)	Açúcar total (g)	Gordura total (g)	Recomendação
Carne branca com pele	99 g	0	0	5	Limitado

Alimento	Porção	Carboidratos totais (g)	Açúcar total (g)	Gordura total (g)	Recomendação
Carne branca, sem pele	90 g	0	0	1	Bom
Carne escura sem pele	90 g	0	0	4	Limitado
Carne escura, com pele	100 g	0	0	7	Muito limitado
Partes do peru					
Asa, assada, com pele	90 g	0	0	9	Muito limitado
Asa, assada, sem pele	60 g	0	0	2	Bom
Carne do peito, assada, com pele	120 g	0	0	10	Muito limitado
Carne do peito, assada, sem pele	90 g	0	0	2	Bom
Miúdos, fervidos	1 xícara	0	0	7	Evitar
Parte posterior, assada, com pele	130 g	0	0	12	Muito limitado
Parte posterior, assada, sem pele	100 g	0	0	5	Limitado
Perna (coxa e sobrecoxa), assada, com pele	235 g	0	0	13	Muito limitado
Perna (coxa e sobrecoxa), assada, sem pele	215 g	0	0	8	Limitado
Pescoço, fervido, com osso	255 g	0	0	11	Muito limitado

BEBIDAS

As bebidas gasosas, em sua maioria, são puro açúcar e fonte de calorias vazias. Os refrigerantes diet são aceitáveis, desde que ingeridos com moderação, mas a água ainda é a melhor escolha para matar a sede e hidratar o organismo. Tanto o café quanto o chá contêm altos índices de cafeína, e o consumo excessivo pode provocar uma queda no nível de açúcar do sangue, causando fome e desejo de comer. Sucos de frutas processados são, em geral, concentrados do açúcar da fruta sem qualquer fibra. Com a ingestão da fruta inteira, obtemos muito mais benefícios nutricionais. Se você faz questão de um suco de laranja no café da manhã, é melhor espremer a laranja na hora.

Finalmente, pesquisas sugerem que o consumo moderado de álcool reduz o risco de doenças cardíacas e diabetes. Acreditamos que isto ocorre consumindo-se vinho tinto ou branco às refeições. A cerveja é infelizmente a pior opção, pois contém maltose, o açúcar com o mais alto índice glicêmico. Todos os tipos de bebidas alcoólicas estão proibidas na fase 1 da dieta.

Bebidas alcoólicas

Alimento	Porção	Carboidratos totais (g)	Açúcar total (g)	Gordura total (g)	Recomendação
Cervejas					
Comum	340 ml	11	10	0	Evitar
Lager	340 ml	6	0	0	Evitar
Light	340 ml	4	4	0	Evitar
Coquetéis					
Rum e Coca-Cola	1 copo	26	26	0	Evitar
Vodca e suco de laranja	1 copo	30	29	0	Evitar
Vodca e suco de tomate	1 copo	9	7	0	Muito limitado

Alimento	Porção	Carboidratos totais (g)	Açúcar total (g)	Gordura total (g)	Recomendação
Destilados em geral					
Gim, rum, vodca, uísque	45 ml	0	0	0	Evitar
Vinhos					
Branco	150 ml	1	1	0	Bom
Espumante	350 ml	3	3	0	Bom
Rose	150 ml	2	2	0	Bom
Tinto	150 ml	3	3	0	Bom

Bebidas não-alcoólicas

Alimento	Porção	Carboidratos totais (g)	Açúcar total (g)	Gordura total (g)	Recomendação
Café e cappuccino					
Cappuccino Diet	60 ml	8	0	0	Limitado
Cappuccino tradicional	60 ml	10	10	4	Evitar
Café expresso	30 ml	0	0	0	Limitado
Nescafé	5 g	2	1,5	0	Limitado
Preto, comum	240 ml	0	0	0	Limitado
Preto, descafeinado	240 ml	0	0	0	Permitido
Chá					
Chá de ervas	240 ml	0	0	0	Permitido
Chá preto	240 ml	0	0	0	Permitido
Ice Tea Diet	240 ml	0	0	0	Permitido
Ice Tea, instantâneo, adoçado c/ açúcar, misturado com água	240 ml	17	17	0	Evitar

Alimento	Porção	Carboidratos totais (g)	Açúcar total (g)	Gordura total (g)	Recomendação
Ice Tea, pronto para beber, adoçado c/ xarope de milho, engarrafado	240 ml	17	17	0	Evitar
Mate	200 ml	18	10	0	Limitado
Mate Diet	200 ml	1	0	0	Permitido
Misturas com leite					
Achocolatados em caixa	240 ml	31	30	9	Evitar
Achocolatados em pó	240 ml	29	22	6	Evitar
Milkshake de baunilha	360 ml	61	60	10	Evitar
Milkshake de chocolate	360 ml	62	60	13	Evitar
Milkshake de morango	360 ml	64	63	10	Evitar
Refrigerantes					
Água tônica	350 ml	0	0	0	Permitido
Club Soda	350 ml	0	0	0	Permitido
Coca Light, Pepsi Light	350 ml	0	0	0	Limitado
Coca-Cola, Pepsi-Cola	350 ml	39	39	0	Evitar
Guaraná	350 ml	20	16	0	Evitar
Guaraná Diet	350 ml	0	0	0	Limitado
Laranja (genéricos)	350 ml	48	48	0	Evitar
Lima-limão (genéricos)	350 ml	38	38	0	Evitar
Sucos de fruta					
Água-de-coco	200 ml	7	5	0	Permitido
Limonada	240 ml	26	23	0	Evitar
Suco de laranja	240 ml	23	23	0	Evitar

Alimento	Porção	Carboidratos totais (g)	Açúcar total (g)	Gordura total (g)	Recomendação
Suco de maçã (pronto para consumo)	200 ml	30	26	0	Evitar
Suco de maçã light (pronto para consumo)	200 ml	5	2	0	Limitado
Suco de pêssego (pronto para consumo)	200 ml	30	26	0	Evitar
Suco de pêssego light (pronto para consumo)	200 ml	5	3	0	Limitado
Bebidas energéticas					
Gatorade	240 ml	15	15	0	Evitar

BOLACHAS, PASTAS E APERITIVOS

Muitas bolachas e aperitivos comprados em supermercados contêm gorduras do tipo trans e devem ser evitados.

Bolachas

Alimento	Porção	Carboidratos totais (g)	Açúcar total (g)	Gordura total (g)	Recomendação
Água e sal	30 g	23	0	3	Evitar
Salgadinhos com sabor de queijo	30 g	16	1	8	Evitar
Saltines	30 g	20	0	3	Evitar
Trigo integral	30 g	22	5	3	Evitar

Pastas

Alimento	Porção	Carboidratos totais (g)	Açúcar total (g)	Gordura total (g)	Recomendação
Berinjela (*baba ghannoush*)	2 colheres (sopa)	2	1	6	Bom

Alimento	Porção	Carboidratos totais (g)	Açúcar total (g)	Gordura total (g)	Recomendação
Creme de cebola com creme de leite	2 colheres (sopa)	2	1	5	Evitar
Gorgonzola	2 colheres (sopa)	4	2	7	Evitar
***Guacamole* (abacate)**	2 colheres (sopa)	4	1	4	Bom
***Humus tahine* (grão-de-bico)**	2 colheres (sopa)	5	1	1	Bom

Aperitivos

Alimento	Porção	Carboidratos totais (g)	Açúcar total (g)	Gordura total (g)	Recomendação
Pipoca					
De panela, com 1 colher (sopa) de manteiga	2 xícaras	12	0	5	Evitar
De panela, com 1 colher (sopa) de óleo	2 xícaras	12	0	5	Limitado
De microondas, comum	2 xícaras	12	0	0	Evitar
De queijo	2 xícaras	12	0	7	Evitar
Batata frita em saquinho					
Comum	30 g	15	0	10	Evitar
Sem gordura	30 g	18	0	0	Evitar
Pretzels					
De trigo integral	30 g	23	0	1	Evitar
Sem gordura	30 g	22	1	0	Evitar

CAFÉ DA MANHÃ

O ser humano foi feito para ingerir muito mais fibras do que as contidas na alimentação moderna. As fibras retardam a digestão e, portanto, ajudam a evitar oscilações nos níveis sangüíneos de açúcar e de insulina. Os cereais para o café da manhã, quentes ou frios, podem ser excelentes fontes de fibras — prefira as variedades contendo 6 gramas de fibras ou mais. Os mingaus de cereais são excelentes, mas apenas os tradicionais, de cozimento lento; o IG dos mingaus instantâneos é elevadíssimo. E não se deixe enganar pelos cereais com a palavra "natural" no rótulo. Muitos tipos, inclusive a granola, têm muito açúcar e poucas fibras. E, pior, podem ter óleos hidrogenados. As roscas tipo *donuts* são a pior opção para o café da manhã, pois têm níveis elevados de gorduras tipo trans e farinha altamente processada, com altíssimo IG. Evite também os bolos comprados prontos, pois eles costumam ter muito açúcar.

Barras de cereais

Alimento	Porção	Carboidratos totais (g)	Açúcar total (g)	Gordura total (g)	Recomendação
De granola, com amêndoas	50 g	30	14	12	Evitar
De granola, com aveia e passas	43 g	28	23	6	Evitar

Cereais frios (sem misturar com leite)

Alimento	Porção	Carboidratos totais (g)	Açúcar total (g)	Gordura total (g)	Recomendação
All-Bran	30 g	22	5	1	Bom
Cheerios	30 g	23	6	1	Limitado
Choco Crispies	30 g	90	40	0	Evitar
Cornflakes	30 g	24	2	0	Evitar
De granola, feito em casa com aveia, mel e amêndoas	30 g	19	6	5	Muito limitado
Estrelitas	30 g	26	11	2	Evitar
Fruit Loops	30 g	25	13	1	Evitar
Gold	30 g	27	11	0	Evitar
Honey Nuts	30 g	79	38	5	Evitar

Alimento	Porção	Carboidratos totais (g)	Açúcar total (g)	Gordura total (g)	Recomendação
Musli	30 g	22	7	2	Limitado
Nescau cereal	30 g	26	10	1	Evitar
Nesfit	30 g	23	3	1	Limitado
Sucrilhos	30 g	89	41	0	Evitar

Cereais quentes, preparados com água e cozidos

Alimento	Porção	Carboidratos totais (g)	Açúcar total (g)	Gordura total (g)	Recomendação
Farelo de aveia	1/2 xícara	13	0	1	Bom
Mingau de aveia comum	1/2 xícara	12	0	1	Bom
Mingau de aveia instantâneo	1/2 xícara	12	0	1	Evitar

Complementos para cereais

Alimento	Porção	Carboidratos totais (g)	Açúcar total (g)	Gordura total (g)	Recomendação
Açúcar	1 colher (sopa)	4	4	0	Muito limitado
Amêndoas	6 pedaços	1	0	4	Bom
Farelo de arroz	2 colheres (sopa)	7	0	3	Bom
Farelo de trigo, não processado	2 colheres (sopa)	4	0	0	Bom
Farinha de aveia, não processada	2 colheres (sopa)	8	0	0	Bom
Gérmen de trigo	1 colher (sopa)	3	1	1	Bom
Lecitina	1 colher (sopa)	1	0	5	Limitado
Linhaça, moída	1 colher (sopa)	3	0	3	Bom
Mel puro	1 colher (chá)	17	17	0	Muito limitado

Alimento	Porção	Carboidratos totais (g)	Açúcar total (g)	Gordura total (g)	Recomendação
Passas	2 colheres (sopa)	14	12	0	Muito limitado

Muffins

Alimento	Porção	Carboidratos totais (g)	Açúcar total (g)	Gordura total (g)	Recomendação
De cenoura	60 g	24	8	3	Evitar
De chocolate	60 g	27	8	7	Evitar
De farelo	60 g	28	5	4	Evitar
De frutas vermelhas	60 g	27	6	4	Evitar
Inglês, comum	individual	26	2	1	Muito limitado
Inglês, de passas e canela	individual	27	2	2	Evitar
Inglês, de trigo integral	individual	30	2	1	Limitado

Panquecas e *waffles*

Alimento	Porção	Carboidratos totais (g)	Açúcar total (g)	Gordura total (g)	Recomendação
Panqueca comum, sem glúten	individual	20	3	4	Limitado
Panqueca de trigo integral	individual	18	4	5	Muito limitado
Waffle	individual	30	7	6	Evitar

Roscas tipo *donuts*

Alimento	Porção	Carboidratos totais (g)	Açúcar total (g)	Gordura total (g)	Recomendação
Bomba de chocolate, com cobertura de creme	90 g	42	21	12	Evitar

Alimento	Porção	Carboidratos totais (g)	Açúcar total (g)	Gordura total (g)	Recomendação
Com recheio de creme bávaro	71 g	33	12	11	Evitar
De chocolate	60 g	29	15	14	Evitar
Mini, com calda					
de açúcar	individual	10	7	3	Evitar
Recheado com geléia	71 g	33	17	10	Evitar

CARNES, CARNES PROCESSADAS E SUBSTITUTOS

Muitas opções de carne são adequadas a uma dieta saudável para o coração. Para escolher os cortes mais magros, procure a palavra "redondo" ou "lombo" no nome.

As carnes processadas são os produtos feitos com carne de boi, frango ou peru e depois industrializadas em determinado formato. Entre elas incluem-se as salsichas (de porco ou vitela bem temperada), o hambúrguer e a carne-seca. Em geral, esses produtos contêm nitrato de sódio como conservante, usado para aumentar a vida útil nas prateleiras e são extremamente ricos em gordura saturada e sódio.

Tofu, *tempeh* e outros alimentos à base de soja são bons substitutos para a carne. Ingerindo-os, você também se beneficia das propriedades redutoras do colesterol que a soja apresenta.

Carne bovina

Alimento	Porção	Carboidratos totais (g)	Açúcar total (g)	Gordura total (g)	Recomendação
Magra					
Alcatra	90 g	0	0	9	Bom
Corte transversal, assado na panela	90 g	0	0	5	Bom
Costeletas assadas na panela	90 g	0	0	15	Evitar
Lagarto assado	90 g	0	0	6	Bom

Alimento	Porção	Carboidratos totais (g)	Açúcar total (g)	Gordura total (g)	Recomendação
Picadinho, em cubos, ensopado	90 g	0	0	10	Limitado
Ponta de filé assada	90 g	0	0	6	Bom
Grelhados					
Chã	90 g	0	0	4	Evitar
Costela	90 g	0	0	10	Limitado
Picanha	90 g	0	0	8	Bom
T-Bone	90 g	0	0	8	Bom
Tiras de filé	90 g	0	0	7	Bom
Moída					
Comum, refogada ou grelhada	90 g	0	0	18	Limitado
Magra, refogada ou grelhada	90 g	0	0	15	Limitado

Carnes processadas

Alimento	Porção	Carboidratos totais (g)	Açúcar total (g)	Gordura total (g)	Recomendação
Frios para sanduíche					
Lombo canadense	60 g	0	0	2	Bom
Mortadela, de carne	60 g	0	0	13	Evitar
Mortadela, de carne e porco	60 g	0	0	16	Evitar
Mortadela, de frango	60 g	0	0	11	Evitar
Mortadela, de peru	60 g	0	0	9	Evitar
Pastrami, carne	60 g	0	0	17	Evitar
Pastrami, peru	60 g	0	0	4	Bom
Peito de peru defumado	60 g	0	0	1	Bom

Alimento	Porção	Carboidratos totais (g)	Açúcar total (g)	Gordura total (g)	Recomendação
Presunto cozido, em fatias finas	60 g	0	0	2	Bom
Presunto picado	60 g	0	0	8	Bom
Tênder	60 g	0	0	4	Muito limitado
Presunto, de peru	60 g	0	0	1	Bom
Salame	60 g	0	0	13	Evitar
Salsicha, cozida					
De vitela ou porco, temperada	60 g	0	0	14	Evitar
De porco	60 g	0	0	16	Evitar
De peru	60 g	0	0	6	Limitado
Polonesa, recheada com alho	60 g	0	0	15	Evitar
De boi, light	unidade	0	0	8	Evitar
De boi, comum	unidade	0	0	13	Evitar
De boi e porco	unidade	0	0	13	Evitar
De frango	unidade	0	0	9	Evitar

Cordeiro, magro

Alimento	Porção	Carboidratos totais (g)	Açúcar total (g)	Gordura total (g)	Recomendação
Em cubos, ensopado	90 g	0	0	7	Bom
Meio pernil, assado	90 g	0	0	6	Bom
Meio lombo, assado	90 g	0	0	8	Bom
Inteiro, assado	90 g	0	0	7	Bom
Costeleta, assada	90 g	0	0	8	Bom
Costela assada	90 g	0	0	11	Limitado
Costela grelhada	90 g	0	0	8	Limitado

Porco

Alimento	Porção	Carboidratos totais (g)	Açúcar total (g)	Gordura total (g)	Recomendação
Costela traseira, com gordura, assada	90 g	0	0	25	Evitar
Costeleta com pouca carne, com gordura, assada na panela	90 g	0	0	25	Evitar
Costeleta com pouca carne, magra, assada na panela	90 g	0	0	12	Evitar
Costeleta de porco	90 g	0	0	8	Bom
Lombo central, assado	90 g	0	0	8	Bom
Lombo, assado	90 g	0	0	7	Bom
Meio pernil, assado	90 g	0	0	6	Bom
Paleta, assada na panela	90 g	0	0	11	Limitado
Pernil fresco, inteiro	90 g	0	0	6	Bom
Tripa frita	30 g	0	0	8	Evitar

Porco defumado

Alimento	Porção	Carboidratos totais (g)	Açúcar total (g)	Gordura total (g)	Recomendação
Bacon em tiras, 2 médias	(15 g)	0	0	5	Evitar
Lombo canadense, grelhado	90 g	0	0	4	Bom
Presunto defumado magro, cozido	90 g	0	0	8	Bom

Vitela, magra

Alimento	Porção	Carboidratos totais (g)	Açúcar total (g)	Gordura total (g)	Recomendação
Costeleta, assada	90 g	0	0	8	Bom
Lombo, assado na panela	90 g	0	0	8	Bom
Moída, grelhada	90 g	0	0	6	Bom
Pernil, cozido em fogo lento	90 g	0	0	4	Bom

Substitutos da carne

Alimento	Porção	Carboidratos totais (g)	Açúcar total (g)	Gordura total (g)	Recomendação
Hambúrguer de *tempeh*	unidade	11	0	4	Bom
Hambúrguer vegetariano	unidade	18	0	3	Bom
Salsicha de *tempeh*	unidade	28	0	3	Bom
***Tempeh* (feijão-de-soja)**	1/3 pacote	10	0	6	Bom
Tofu					
Cozido e temperado, pronto para servir	90 g	6	0	5	Bom
Cru, firme, refrigerado	90 g	2	0	4	Bom

CONDIMENTOS

Alguns condimentos podem conter adoçantes como açúcar, mel, xarope de milho e/ou xarope de milho com alto teor de frutose. Não esqueça de ler a lista de ingredientes antes de fazer sua compra.

Alimento	Porção	Carboidratos totais (g)	Açúcar total (g)	Gordura total (g)	Recomendação
Caldo de carne	10 g	0	0	3	Evitar
Caldo de galinha	10 g	1	0	2	Evitar

Alimento	Porção	Carboidratos totais (g)	Açúcar total (g)	Gordura total (g)	Recomendação
Caldo de legumes	10 g	1	0	3	Evitar
Extrato de tomate	60 g	6	0	1	Bom
Extrato de tomate com manjericão	60 g	6	0	1	Bom
Ketchup	1 colher (sopa)	4	4	0	Evitar
Molho *chili*, adocicado	1 colher (sopa)	5	4	0	Evitar
Molho inglês	1 colher (chá)	1	0	0	Bom
Molho salsa, feito em casa, com óleo	2 colheres (sopa)	5	3	3	Limitado
Molho salsa, pronto, sem óleo	2 colheres (sopa)	4	2	0	Bom
Molho *shoyo*	1 colher (sopa)	2	2	0	Limitado
Molho tártaro	1 colher (sopa)	2	1	4	Evitar
Molho *teriyaki*	1 colher (sopa)	3	1	0	Muito limitado
Mostarda	1 colher (sopa)	0	0	0	Bom
Raiz-forte	1 colher (sopa)	0	0	0	Bom
Suco de lima	1 colher (sopa)	0	0	0	Bom
Suco de limão	1 colher (sopa)	0	0	0	Bom
Tabasco	1 colher (sopa)	0	0	0	Bom
Vinagre	2 colheres (sopa)	1	1	0	Bom

DOCES E BALAS

Em geral, as balas são açúcar puro, por isso devem ser evitadas. No entanto, se você não consegue resistir aos doces, uma pequena quantidade de chocolate amargo é a melhor opção, pois possui menos açúcar do que os outros tipos.

Existe hoje no mercado grande variedade de doces de baixa caloria, sem açúcar e próprio para diabéticos. Muitos usam edulcorantes como o sorbitol ou o manitol como adoçantes. Esses edulcorantes têm sabor adocicado, mas, em vez de serem absorvidos pela corrente sangüínea, permanecem no intestino. Consumir doces com esse tipo de edulcorante pode provocar problemas estomacais e diarréia.

Doces e balas

Alimento	Porção	Carboidratos totais (g)	Açúcar total (g)	Gordura total (g)	Recomendação
Barra de chocolate					
Com amêndoas	42 g	22	18	14	Evitar
Com recheio de nozes	60 g	34	28	14	Evitar
Comum	42 g	25	19	14	Evitar
Meio amargo	30 g	18	8	9	Muito limitado
Amendoim, com cobertura de chocolate	30 g	17	14	7	Muito limitado
Drops de hortelã	30 g	28	18	0	Evitar
Drops sem açúcar, adoçado artificialmente	30 g	25	0	0	Muito limitado
Goma de mascar, sem açúcar, com sorbitol	individual	4	0	0	Limitado
Jujuba	30 g	27	17	0	Evitar
Marshmallows, tamanho comum	2 pedaços	13	10	0	Evitar
Pé-de-moleque	30 g	20	19	5	Evitar

FEIJÕES E LEGUMINOSAS

Os feijões e leguminosas são excelentes fontes de fibras solúveis, que retardam o tempo de esvaziamento do estômago e a absorção de glicose, podem baixar o colesterol no sangue e auxiliar no emagrecimento. Os feijões também são excelentes fontes de proteínas para vegetarianos. A proteína da soja, encontrada nos produtos à base de soja, reduz o colesterol LDL (ruim). Recomendamos o consumo destes alimentos saudáveis, mas evitando os feijões enlatados, que contêm açúcar mascavo, banha e melaço.

Brotos de feijão

Alimento	Porção	Carboidratos totais (g)	Açúcar total (g)	Gordura total (g)	Recomendação
Broto de feijão, cru	100 g	4	1	0	Bom
Broto de lentilha, cru	100 g	9	1	0	Bom

Feijões

Alimento	Porção	Carboidratos totais (g)	Açúcar total (g)	Gordura total (g)	Recomendação
Feijão-azuki	100 g	19	2	0	Bom
Feijão-branco	100 g	21	2	1	Bom
Feijão-fradinho	100 g	20	2	0	Bom
Feijão-manteiga	100 g	18	1	0	Bom
Feijão-mulatinho	100 g	17	1	0	Bom
Feijão-preto	100 g	16	1	0	Bom
Feijão-rajado	100 g	30	0	0	Bom
Feijões em lata					
Feijão-manteiga	100 g	18	1	0	Limitado
Feijão-preto	100 g	17	1	1	Limitado
Feijoada	100 g	22	6	5	Evitar

Grãos

Alimento	Porção	Carboidratos totais (g)	Açúcar total (g)	Gordura total (g)	Recomendação
Grão-de-bico	100 g	24	2	5	Bom
Grão-de-bico em lata, escorrido	100 g	22	1	2	Bom
Lentilha marrom	100 g	20	2	0	Bom
Lentilha rosa ou vermelha	100 g	24	2	0	Bom

Ervilha

Alimento	Porção	Carboidratos totais (g)	Açúcar total (g)	Gordura total (g)	Recomendação
Ervilha fresca	100 g	5	3	0	Bom
Ervilha partida, cozida	100 g	21	3	0	Bom
Ervilha torta em lata, escorrida	100 g	16	4	0	Bom

Soja

Alimento	Porção	Carboidratos totais (g)	Açúcar total (g)	Gordura total (g)	Recomendação
Soja em grãos	100 g	13	3	10	Bom
Soja verde	100 g	7	2	4	Bom

FRUTAS E SUCOS DE FRUTA

Devido ao teor de carboidratos, vitaminas e sais minerais, as frutas, de um modo geral, podem ser ingeridas freqüentemente depois da fase 1. Algumas são ricas em açúcar e devem ser consumidas em quantidades limitadas. Incentivamos o consumo da fruta natural. Evite as frutas enlatadas com caldas fortes e os sucos de frutas processados.

Frutas frescas

Alimento	Porção	Carboidratos totais (g)	Açúcar total (g)	Gordura total (g)	Recomendação
Abacaxi	1 xícara	20	18	0	Limitado
Ameixa	2 pequenas (150 g)	20	10	0	Bom
Banana, madura	1 pequena (100 g)	23	19	0	Limitado
Cereja	1 xícara	22	19	0	Limitado
Damasco	3 pequenos (150 g)	15	12	0	Bom
Frutas vermelhas (framboesa, amora)	3/4 xícara	15	12	0	Bom
Grapefruit	1/2 grande	16	10	0	Bom
Kiwi	1 médio (90 g)	12	8	0	Bom
Laranja	1 pequena (170 g)	19	15	0	Bom
Lima	1 média (90 g)	7	0	0	Bom
Limão	1 médio (90 g)	5	1	0	Bom
Maçã	1 pequena (120 g)	16	12	0	Bom
Mamão papaia	1 pequeno (230 g)	22	13	0	Limitado
Manga	1 pequena (100 g)	17	15	0	Limitado
Melancia	1 xícara	11	10	0	Muito limitado
Melão	1 xícara	13	12	0	Limitado
Morango	1 xícara	15	10	0	Bom
Nectarina	1 pequena (150 g)	16	12	0	Bom
Pêra	1 média (120 g)	17	12	0	Bom

Alimento	Porção	Carboidratos totais (g)	Açúcar total (g)	Gordura total (g)	Recomendação
Pêssego	1 médio (120 g)	13	9	0	Bom
Tangerina	1 média (120 g)	15	12	0	Bom
Uva roxa ou verde	20 uvas (100 g)	16	15	0	Bom

Frutas em conserva e desidratadas

Alimento	Porção	Carboidratos totais (g)	Açúcar total (g)	Gordura total (g)	Recomendação
Ameixa seca	30 g	18	12	0	Bom
Damasco desidratado	30 g	24	20	0	Bom
Figo desidratado	30 g	37	30	0	Evitar
Maçã desidratada	30 g	19	16	0	Bom
Passas	30 g	22	18	0	Muito limitado
Peras em calda	1/2 xícara	19	14	0	Muito limitado
Pêssegos em calda	1/2 xícara	24	23	0	Evitar
Tâmara, sem caroço	30 g	21	18	0	Evitar

Sucos de fruta

Alimento	Porção	Carboidratos totais (g)	Açúcar total (g)	Gordura total (g)	Recomendação
De abacaxi	1 copo	15	12	0	Muito limitado
De ameixa	1 copo	23	17	0	Limitado
De damasco	1 copo	18	17	0	Muito limitado
De grapefruit	1 copo	12	11	0	Limitado
De laranja	1 copo	13	12	0	Limitado

Alimento	Porção	Carboidratos totais (g)	Açúcar total (g)	Gordura total (g)	Recomendação
De maçã	1 copo	15	13	0	Limitado
De mamão papaia	1 copo	18	15	0	Muito limitado
De manga	1 copo	19	18	0	Muito limitado
De pêra	1 copo	19	18	0	Limitado
De pêssego	1 copo	17	16	0	Limitado
De uva	1 copo	19	19	0	Limitado

GORDURAS E ÓLEOS

Embora seja importante limitar ao máximo a ingestão de gorduras saturadas (carne, laticínios e derivados) e evitar as gorduras trans (óleos hidrogenados e parcialmente hidrogenados não-naturais), os óleos mediterrâneos, inclusive o azeite de oliva, e os óleos de peixe ômega-3 parecem ser benéficos tanto para os vasos sangüíneos quanto para a largura de nossa cintura.

Não há vantagens nos molhos diet para salada, pois substituem os óleos saudáveis por açúcares e amidos. Junto com os óleos saudáveis, a combinação azeite/vinagre (molho vinagrete) é ácida e ajuda a retardar a digestão, reduzindo o índice glicêmico da refeição como um todo. Lembre-se de que as nozes também são excelentes fontes de gorduras boas e já mostraram ser úteis na prevenção de ataques cardíacos e derrames.

Gorduras

Alimento	Porção	Carboidratos totais (g)	Açúcar total (g)	Gordura total (g)	Recomendação
Gordura vegetal convencional	1 colher (sopa)	0	0	13	Evitar
	2 colheres (sopa)	0	0	28	Evitar
	1 xícara	0	0	205	Evitar

Alimento	Porção	Carboidratos totais (g)	Açúcar total (g)	Gordura total (g)	Recomendação
Maionese					
Comum	1 colher (sopa)	0	0	11	Muito limitado
Light	1 colher (sopa)	1	0	5	Limitado
Sem leite (de soja, sem ovos)	1 colher (sopa)	1	0	4	Bom
Manteiga e margarina					
Comum	1 colher (chá)	0	0	4	Muito limitado
	1 porção pequena	0	0	4	Evitar
	1 colher (sopa)	0	0	12	Evitar
	2 colheres (sopa)	0	0	22	Evitar
	1 bastão (1/2 xícara)	0	0	92	Evitar
Light, 40% de gordura	1 colher (chá)	0	0	2	Muito limitado
	1 colher (sopa)	0	0	6	Muito limitado
	2 colheres (sopa)	0	0	11	Evitar
Outras gorduras					
Abacate	2 colheres (sopa)	2	0	4	Bom
Azeitona preta madura	8 grandes	2	1	5	Bom
Azeitona verde, recheada	10 grandes	0	0	5	Bom
Coco ralado, sem açúcar	2 colheres (sopa)	1	0	5	Limitado
Leite de coco, em vidro, sem açúcar	1 colher (sopa)	0	0	4	Limitado
Toucinho	1 colher (chá)	0	0	5	Evitar

Óleos

Alimento	Porção	Carboidratos totais (g)	Açúcar total (g)	Gordura total (g)	Recomendação
Açafrão	1 colher (sopa)	0	0	14	Limitado
Amendoim	1 colher (sopa)	0	0	14	Bom
Azeite de oliva	1 colher (sopa)	0	0	14	Bom
Azeite de oliva extravirgem	1 colher (sopa)	0	0	14	Bom
Azeite-de-dendê	1 colher (sopa)	0	0	14	Limitado
Canola	1 colher (sopa)	0	0	14	Bom
Coco	1 colher (sopa)	0	0	14	Limitado
Gergelim	1 colher (sopa)	0	0	14	Limitado
Girassol	1 colher (sopa)	0	0	14	Limitado
Milho	1 colher (sopa)	0	0	14	Limitado
Nozes	1 colher (sopa)	0	0	14	Bom
Semente de algodão	1 colher (sopa)	0	0	14	Limitado
Semente de palma	1 colher (sopa)	0	0	14	Limitado
Soja	1 colher (sopa)	0	0	14	Limitado

LANCHONETES

Os alimentos do tipo fast-food se encontram, em sua maioria, na categoria "Evitar". Esses tipos de alimentos contêm grandes quantidades de gorduras saturadas, gorduras trans, açúcares e calorias. Entretanto, há meios de comer com sabedoria, mesmo em lanchonetes. Opte por alimentos cozidos ou grelhados em vez de frituras e escolha o hambúrguer sem coberturas e molhos especiais. Procure o balcão de saladas. Quando sair para comer pizza, escolha as vegetarianas, de massa fina. O molho de tomate pode ajudar na prevenção do câncer de próstata por causa do licopeno, um antioxidante encontrado nos produtos à base de tomate.

Hambúrgueres, sanduíches e *wraps*

Alimento	Porção	Carboidratos totais (g)	Açúcar total (g)	Gordura total (g)	Recomendação
***Burrito*, com carne**	unidade	47	2	16	Evitar
Cachorro-quente					
Com molho	unidade	31	7	14	Evitar
Com queijo	unidade	27	4	21	Evitar
Comum	unidade	19	4	12	Evitar
Cheeseburger					
Duplo, com condimentos	unidade	38	9	30	Evitar
Simples, com condimentos	unidade	36	7	16	Evitar
Simples, com condimentos e bacon	unidade	35	10	36	Evitar
***Fajita* de frango**	unidade	51	3	20	Evitar
Hambúrguer, com condimentos	unidade	35	7	10	Muito limitado
***Nachos* com queijo**	unidade	34	2	18	Evitar
Sanduíche de frango grelhado com maionese	unidade	32	5	10	Muito limitado
Sanduíche de frango grelhado com molho *barbecue*	unidade	43	9	13	Evitar
Sanduíche de peixe empanado com molho tártaro	unidade	45	5	23	Evitar

Alimento	Porção	Carboidratos totais (g)	Açúcar total (g)	Gordura total (g)	Recomendação
Sanduíche de rosbife	unidade	35	7	14	Evitar
***Tacos* com bacon, tomate e alface**	unidade	21	3	22	Evitar

Outros

Alimento	Porção	Carboidratos totais (g)	Açúcar total (g)	Gordura total (g)	Recomendação
Batata assada com casca	unidade	71	5	0	Evitar
Batata assada com casca e *sour cream*	unidade	73	5	5	Evitar
Batata frita					
Grande	porção	68	5	26	Evitar
Média	porção	56	3	22	Evitar
Pequena	porção	26	2	10	Evitar
***Nuggets* de frango**	porção de 4	13	0	11	Evitar
***Nuggets* de frango**	porção de 6	20	0	17	Evitar

LEGUMES E HORTALIÇAS

Consuma grande quantidade de hortaliças. Elas têm poucas calorias e são ricas em vitaminas, nutrientes essenciais e fibras. Procure as de cores brilhantes, que contêm antioxidantes, como as vitaminas A, C e E. Varie bastante e inclua cenouras, que foram aprovadas para a dieta. Além da contribuição de nutrientes, as hortaliças, sobretudo quando ingeridas cruas, são uma ótima fonte de fibras e ajudam na formação do bolo fecal. Quando cozidas em água, elas perdem rapidamente seus nutrientes. Portanto, ao cozinhá-las, faça-o com o mínimo de água e pelo menor tempo possível.

Alimento	Porção	Carboidratos totais (g)	Açúcar total (g)	Gordura total (g)	Recomendação
Abóbora-moranga	1/2 xícara	6	4	0	Muito limitado
Abobrinha	1/2 xícara	2	1	0	Bom
Acelga	1/2 xícara	4	0	0	Bom
Agrião	1/2 xícara	0	0	0	Bom
Aipim	1/2 xícara	27	3	0	Limitado
Aipo	1/2 xícara	3	1	0	Bom
Alcachofra	1/2 xícara	8	1	10	Bom
Alcaparras	15 g	0	0	0	Bom
Alface	1 xícara	2	0	0	Bom
Alho	1 dente	0	0	0	Bom
Alho-poró	1/2 xícara	4	1	0	Bom
Aspargo	1/2 xícara	4	1	0	Bom
Azeda miúda, crua	2 colheres (sopa)	1	0	0	Bom
Batata cozida, com casca					
Extragrande	340 g	86	5	0	Evitar
Grande	227 g	57	4	0	Evitar
Média	142 g	36	3	0	Evitar
Pequena	90 g	21	1	0	Evitar
Batata, outras					
Assada no microondas	unidade	36	2	0	Evitar
Purê instantâneo	1/2 xícara	18	1	0	Evitar
Purê comum, simples, sem gordura	1/2 xícara	18	1	0	Evitar
Batata-doce, em cubos, cozida	1/2 xícara	21	11	0	Bom
Berinjela	1/2 xícara	3	2	0	Bom
Beterraba	1/2 xícara	8	6	0	Limitado
Brócolis	1/2 xícara	4	2	0	Bom

Alimento	Porção	Carboidratos totais (g)	Açúcar total (g)	Gordura total (g)	Recomendação
Broto de alfafa, cru	1/2 xícara	0	0	0	Bom
Cebola	1/2 xícara	9	7	0	Bom
Cebolinha verde, crua	2 colheres (sopa)	0	0	0	Bom
Cebolinha, crua	2 colheres (sopa)	0	0	0	Bom
Cenoura	1/2 xícara	8	5	0	Bom
Chalota	2 colheres (sopa)	0	0	0	Bom
Chicória, crua	1/2 xícara	4	0	0	Bom
Chucrute	1/2 xícara	3	0	0	Bom
Coentro, cru	2 colheres (sopa)	0	0	0	Bom
Cogumelo	1/2 xícara	4	0	0	Bom
Couve	1/2 xícara	5	0	0	Bom
Couve-de-bruxelas	1/2 xícara	7	3	0	Bom
Couve-flor	1/2 xícara	3	1	0	Bom
Couve-nabo	1/2 xícara	7	3	0	Muito limitado
Dente-de-leão	1 xícara	5	1	0	Bom
Endívia crua	1 xícara	4	0	0	Bom
Ervilhas verdes	1/2 xícara	5	3	0	Bom
Espinafre, cru	1 xícara	2	0	0	Bom
Favas	1/2 xícara	8	1	0	Limitado
Feijão-manteiga	1/2 xícara	4	2	0	Bom
Funcho (erva-doce)	1/2 xícara	3	0	0	Bom
Gengibre, em suco ou ralado	1 colher (chá)	0	0	0	Bom
Inhame, em cubos, cozido	1/2 xícara	19	1	0	Bom
Milho	1/2 xícara	18	2	1	Muito limitado

Alimento	Porção	Carboidratos totais (g)	Açúcar total (g)	Gordura total (g)	Recomendação
Mostarda em folha	1/2 xícara	1	0	0	Bom
Nabo	1/2 xícara	4	2	0	Bom
Palmito	1/2 xícara	4	0	0	Bom
Pepino cru	1/2 xícara	1	0	0	Bom
Pimenta *chili*, crua	2 colheres (sopa)	1	1	0	Bom
Pimentão, vermelho ou verde	1/2 xícara	32	1	0	Bom
Quiabo	1/2 xícara	4	1	0	Bom
Rabanete, branco	1/2 xícara	3	1	0	Bom
Rabanete, vermelho	1/2 xícara	2	1	0	Bom
Repolho, verde ou roxo	1/2 xícara	3	1	0	Bom
Salsa, crua	2 colheres (sopa)	0	0	0	Bom
Suco de tomate, sem açúcar	1 xícara	11	7	0	Bom
Tomate cereja, cru	1 xícara	7	4	0	Bom
Tomate cozido	1/2 xícara	4	3	0	Bom
Tomate maduro	1 xícara	7	4	0	Bom
Vagem	1/2 xícara	4	2	0	Bom

LEITE, DERIVADOS DO LEITE E SUBSTITUTOS

Os laticínios são uma excelente fonte de cálcio e proteína, além de ótimos aperitivos. Mas os laticínios feitos com leite integral, como manteiga, queijo, leite, creme de leite e sorvete, contêm grandes quantidades de gordura saturada. Ao escolher os laticínios, procure as variedades de leite desnatado ou semidesnatado, iogurte natural ou diet. Esses produtos contêm lactose, o açúcar do leite, que tem um IG moderado inferior a de outros açúcares simples. Procure também leite de soja com pouca gordura e bebidas à base de soja, que contêm mais proteína e menos gordura do que o leite da vaca.

Cremes

Alimento	Porção	Carboidratos totais (g)	Açúcar total (g)	Gordura total (g)	Recomendação
***Sour cream* comum**	2 colheres (sopa)	1	1	5	Limitado
***Sour cream* light**	2 colheres (sopa)	3	2	0	Bom
Creme de leite	2 colheres (sopa)	1	0	6	Evitar
Creme de leite light	2 colheres (sopa)	1	0	4	Muito limitado
Chantilly	2 colheres	1	1	2	Muito limitado

Leite e laticínios em geral

Alimento	Porção	Carboidratos totais (g)	Açúcar total (g)	Gordura total (g)	Recomendação
Leite de vaca					
Desnatado	240 ml	12	12	0	Bom
Enriquecido com proteínas	240 ml	14	14	5	Limitado
Integral	240 ml	12	12	8	Evitar
Semidesnatado	240 ml	12	12	3	Bom
Leite achocolatado					
Desnatado	240 ml	26	22	3	Muito limitado
Integral	240 ml	26	22	8	Evitar
Semidesnatado	240 ml	26	22	5	Evitar
Leite em pó					
Desnatado	30 g	15	15	0	Bom
Integral	30 g	12	12	8	Evitar
Leite em lata					
Condensado, comum	2 colheres (sopa)	21	21	3	Evitar
Condensado, light	2 colheres (sopa)	24	24	0	Evitar

Alimento	Porção	Carboidratos totais (g)	Açúcar total (g)	Gordura total (g)	Recomendação
Evaporado, integral	2 colheres (sopa)	3	3	2	Evitar
Evaporado, light	2 colheres (sopa)	4	4	0	Bom
Outros tipos de leite					
Com baixo teor de lactose, desnatado	240 ml	12	12	0	Bom
Com baixo teor de lactose, semidesnatado	240 ml	12	12	3	Bom
Kefir, comum	240 ml	11	11	8	Evitar
Leite acidófilo (com lactobacilos acidófilos)	240 ml	12	12	3	Bom
Leite de cabra, com pouca gordura	240 ml	9	9	3	Bom
Leite de cabra, integral	240 ml	11	11	10	Evitar
Leite de coco, light	200 ml	1	0	5	Evitar
Leitelho, com pouca gordura	240 ml	12	12	3	Bom

Leite de soja

Alimento	Porção	Carboidratos totais (g)	Açúcar total (g)	Gordura total (g)	Recomendação
Comum, gelado	240 ml	8	4	4	Bom
Sabor chocolate, gelado	240 ml	23	19	4	Limitado
Sabor creme, gelado	240 ml	10	7	4	Limitado
Sem açúcar, gelado	240 ml	5	1	4	Bom

Iogurtes

Alimento	Porção	Carboidratos totais (g)	Açúcar total (g)	Gordura total (g)	Recomendação
Com frutas					
Com pouca gordura, adoçado com açúcar	240 ml	43	37	2	Evitar
Com pouca gordura, pronto para beber	240 ml	36	34	3	Muito limitado
De leite integral, adoçado com açúcar	240 ml	38	31	6	Evitar
Desnatado, com açúcar	240 ml	39	31	0	Evitar
Light, sem gordura, adoçado artificialmente	240 ml	22	17	0	Limitado
Natural					
Desnatado	240 ml	18	12	0	Bom
Integral	240 ml	38	31	6	Evitar
Semidesnatado	240 ml	16	16	4	Limitado
Iogurte de soja, comum	240 ml	22	12	3	Bom

MASSAS E PRATOS COM MASSAS

As massas de trigo integral são o tipo preferido na Dieta de South Beach. Recomendamos que você cozinhe a massa até que fique macia ou al dente. Reduza também o tamanho das porções e prefira comer a massa como acompanhamento de peixe ou frango, e não como prato principal.

De preferência, consuma a massa com molho de tomate (com pouco açúcar). As pesquisas mostram que o licopeno presente no tomate pode ser absorvido com mais eficácia quando processado nos molhos ou na massa de tomate. Isso é importante, pois já se demonstrou que o licopeno ajuda a evitar o câncer de próstata.

Massa cozida

Alimento	Porção	Carboidratos totais (g)	Açúcar total (g)	Gordura total (g)	Recomendação
Capellini de semolina	1 xícara	43	2	1	Muito limitado
Espaguete de semolina	1 xícara	41	1	1	Muito limitado
Espaguete de trigo integral	1 xícara	39	1	1	Limitado
Fettuccine, com ovos, com espinafre	1 xícara	40	2	2	Muito limitado
Linguine de semolina	1 xícara	42	1	1	Muito limitado
Macarrão de semolina	1 xícara	39	2	1	Muito limitado
Macarrão de trigo integral	1 xícara	38	1	1	Limitado
Massa de arroz integral	1 xícara	39	1	2	Limitado
Massa de milho, sem glúten	1 xícara	39	3	1	Evitar
Miojo	1 xícara	50	0	15	Evitar
Talharim com ovos, feito em casa, comum, com espinafre ou tomate	1 xícara	40	2	2	Muito limitado
Vermicelli de semolina	1 xícara	42	2	1	Muito limitado

Pratos com massas (de semolina)

Alimento	Porção	Carboidratos totais (g)	Açúcar total (g)	Gordura total (g)	Recomendação
Espaguete					
Com almôndegas e molho marinara	1 xícara	36	6	12	Evitar

Alimento	Porção	Carboidratos totais (g)	Açúcar total (g)	Gordura total (g)	Recomendação
Com frutos do mar e molho de tomate	1 xícara	41	8	8	Muito limitado
Com frutos do mar e molho branco	1 xícara	43	5	20	Evitar
Com molho marinara	1 xícara	42	12	5	Muito limitado
Lasanha com molho de carne, feita em casa	1 xícara	38	6	16	Muito limitado
Lasanha de espinafre, vegetariana, feita em casa	1 xícara	41	7	10	Muito limitado
Massa primavera	1 xícara	47	4	11	Evitar
Nhoque	1 xícara	75	11	3	Evitar
Ravióli de carne, com molho de carne	1 xícara	36	7	17	Evitar
Ravióli de carne, com molho de tomate	1 xícara	38	10	14	Evitar
***Tortellini* de queijo com molho de tomate**	1 xícara	43	2	10	Evitar

MOLHOS

Os molhos feitos com caldo de carne ou outros tipos de molhos enlatados ou semiprontos costumam ser ricos em sódio e gordura, portanto leia os rótulos com atenção. Opte pelos molhos naturais, sem gordura, da própria carne.

Alimento	Porção	Carboidratos totais (g)	Açúcar total (g)	Gordura total (g)	Recomendação
Alfredo	1/4 xícara	5	2	18	Evitar
Bernaise	1/4 xícara	5	2	19	Muito limitado
Bechamel (molho branco)	1/4 xícara	5	2	7	Muito limitado
Bordelaise	1/4 xícara	5	1	6	Muito limitado
Caldo de carne caseiro, grosso	1/4 xícara	18	4	4	Muito limitado
Caldo de carne pronto, preparado com água	1/4 xícara	3	0	0	Muito limitado
De mariscos, branco	1/4 xícara	6	1	6	Limitado
De mariscos, vermelho	1/4 xícara	6	3	1	Bom
Fondue de queijo, caseiro	1/4 xícara	2	0	7	Muito limitado
Holandês	1/4 xícara	5	1	18	Evitar
Marinara	1/4 xícara	8	5	1	Bom
Shoyo	1/4 xícara	1	0	0	Bom

NOZES E SEMENTES

As boas notícias sobre os benefícios das nozes para a saúde continuam a chegar. As nozes são uma excelente fonte de gorduras boas e de proteínas, e seu consumo vem sendo associado à redução dos riscos de ataques cardíacos. Amêndoa, castanha-do-pará, amendoim, pistache e muitos outros tipos de nozes são ótimas escolhas. As manteigas de nozes naturais parecem proporcionar os mesmos benefícios à saúde que as nozes inteiras, mas é importante ler os rótulos para ter certeza de que os óleos hidrogenados não fazem parte da lista de ingredientes.

Nozes

Alimento	Porção	Carboidratos totais (g)	Açúcar total (g)	Gordura total (g)	Recomendação
Amêndoa, crua ou torrada	30 g	7	2	14	Bom
Amendoim, torrado	30 g	6	1	14	Bom
Avelã, torrada	30 g	5	1	17	Bom
Castanha de caju, torrada	30 g	10	2	14	Bom
Castanha-do-pará	30 g	4	1	19	Bom
Noz de soja, seca	30 g	9	2	6	Bom
Noz macadâmia, crua	30 g	5	2	20	Bom
Nozes torradas	30 g	5	1	18	Bom
Noz-pecã, seca	30 g	5	1	19	Bom
Pasta de amendoim, com gordura	1 colher (sopa)	4	1	8	Bom
Pinhão, seco	30 g	6	1	15	Bom
Pistache, descascado	30 g	8	2	13	Bom

Sementes

Alimento	Porção	Carboidratos totais (g)	Açúcar total (g)	Gordura total (g)	Recomendação
Abóbora	1 colher (sopa)	2	0	4	Bom
Gergelim	1 colher (sopa)	2	0	4	Bom
Girassol	1 colher (sopa)	2	0	4	Bom
Linhaça	1 colher (sopa)	3	0	3	Bom
Papoula	1 colher (sopa)	2	0	3	Bom

OVOS E PRATOS FEITOS COM OVOS

Uma boa notícia: os ovos estão liberados. É verdade que os ovos são ricos em colesterol, mas eles aumentam sobretudo o HDL, o colesterol bom. Também são pobres em gorduras saturadas, ricos em proteínas e a gema é uma boa fonte natural de vitamina E.

As omeletes são uma ótima maneira de incluir hortaliças saudáveis nas refeições, enquanto os ovos quentes têm a vantagem de ser rápidos e práticos. Se você não gosta da gema, as omeletes de claras são uma ótima opção. Por isso, se você é daqueles que adora ovos, vá em frente e aproveite!

Ovos frescos

Alimento	Porção	Carboidratos totais (g)	Açúcar total (g)	Gordura total (g)	Recomendação
De codorna	3 unidades	0	0	3	Bom
De gansa	unidade	0	0	19	Evitar
De pata	unidade	0	0	10	Evitar
Enriquecido com ômega-3	unidade	0	0	5	Bom
Extragrande	unidade	0	0	5	Bom
Extragrande (somente a clara)	unidade	0	0	0	Bom
Extragrande (somente a gema)	unidade	0	0	5	Bom
Grande	unidade	0	0	5	Bom
Médio	unidade	0	0	4	Bom
Pequeno	unidade	0	0	0	Bom

Pratos feitos com ovos

Alimento	Porção	Carboidratos totais (g)	Açúcar total (g)	Gordura total (g)	Recomendação
À la diable	porção	1	0	10	Bom
Cozido, grande	unidade	0	0	5	Bom

Alimento	Porção	Carboidratos totais (g)	Açúcar total (g)	Gordura total (g)	Recomendação
Frito, com uma colher de sopa de manteiga	unidade	0	0	10	Limitado
Frito, com uma colher de sopa de margarina light	unidade	0	0	10	Bom
Mexidos					
1 ovo grande + 1 colher (sopa) de leite desnatado + 1 colher (sopa) de manteiga	porção	1	1	8	Limitado
1 ovo grande + 1 colher (sopa) de leite desnatado + 1 colher (sopa) de margarina light	porção	1	1	8	Bom
2 ovos grandes + 2 colheres (sopa) de leite desnatado + 2 colheres (sopa) de manteiga	porção	2	1	18	Limitado
2 ovos grandes + 2 colheres (sopa) de leite desnatado + 2 colheres (sopa) de margarina light	porção	2	1	16	Bom
Omelete com 2 ovos					
Comum, com uma colher (sopa) de manteiga	porção	1	1	14	Limitado
Comum, com uma colher (sopa) de margarina light	porção	1	1	13	Bom
Com 30 g de queijo comum	porção	2	0	29	Limitado

Alimento	Porção	Carboidratos totais (g)	Açúcar total (g)	Gordura total (g)	Recomendação
Com 30 g de queijo comum + 30 g de presunto	porção	2	0	32	Limitado
Omelete com 3 ovos					
Comum, com uma colher de sopa de manteiga	porção	1	1	22	Limitado
Comum, com uma colher de sopa de margarina light	porção	1	1	21	Bom
Com 60 g de queijo comum	porção	3	0	48	Limitado
Com 60 g de queijo comum + 60 g de presunto	porção	3	0	52	Limitado
Extras para as omeletes-hortaliças	1/2 xícara	5	0	0	Bom
Pochê	unidade	0	0	5	Bom

PÃES E BISCOITOS

Da mesma forma que os grãos, os pães e biscoitos podem ser consumidos com freqüência, desde que corretamente. Os pães integrais são a melhor opção. Os produtos feitos com grãos integrais devem trazer na embalagem as palavras "100% trigo integral", "aveia integral" ou "centeio integral". Cuidado com pães que tenham no rótulo "trigo integral" em vez de "grão integral". Embora alguns nutrientes possam ser preservados, o índice glicêmico costuma ser tão elevado quanto o do pão branco. Opte por pães que contenham pelo menos 3 gramas de fibra por porção. Outras boas opções são o pão sírio, o *pumpernickel* e o pão *sourdough* (massa azeda). Mas lembre-se: segundo as orientações da fase 2, é preciso moderar o consumo de pães depois de reintroduzidos na dieta.

A presença da palavra "enriquecido" no rótulo de qualquer produto significa que o processamento eliminou vitaminas e nutrientes essenciais. Tentativas posteriores de acrescentar vitaminas artificialmente não serão suficientes. Evite os alimentos e pães "enriquecidos" que incluam óleos hidrogenados.

Pães

Alimento	Porção	Carboidratos totais (g)	Açúcar total (g)	Gordura total (g)	Recomendação
Baguete comum	30 g	21	0	1	Evitar
Baguete comum, com manteiga	30 g	21	0	6	Evitar
Brioche integral	60 g	30	1	1	Limitado
Com aveia e mel	30 g	14	2	1	Muito limitado
Croissant com queijo	90 g	27	2	12	Evitar
***Croûtons*, comuns**	30 g	21	1	2	Evitar
De 7 cereais	30 g	14	1	1	Limitado
De batata	30 g	14	1	1	Evitar
De cachorro-quente	45 g	19	3	2	Evitar
De centeio light	30 g	14	2	1	Limitado
De cevada, com 100% de farinha integral	30 g	16	1	1	Limitado
De cevada, com farinha integral e 50% de sementes de cevada	30 g	19	1	1	Limitado
De farelo de aveia	30 g	11	1	1	Limitado
De farinha integral moída em moinho de pedra	30 g	14	1	1	Evitar
De hambúrguer	45 g	22	5	2	Evitar
De mel	60 g	47	22	17	Evitar
De queijo (tradicional)	30 g	16	0	5	Evitar

Alimento	Porção	Carboidratos totais (g)	Açúcar total (g)	Gordura total (g)	Recomendação
De trigo integral, com farinha de trigo enriquecida	30 g	13	1	1	Evitar
De trigo moído, não refinado	30 g	14	1	1	Limitado
De trigo-sarraceno	30 g	14	1	1	Limitado
Doce	90 g	45	20	13	Evitar
Focaccia	60 g	23	2	4	Evitar
Francês	30 g	15	0	1	Evitar
Italiano	30 g	14	1	1	Evitar
Pão de milho, mistura pronta	90 g	30	4	6	Evitar
Preto	30 g	14	3	0	Limitado
Pumpernickel	30 g	13	1	1	Limitado
Rico em proteínas	30 g	13	1	1	Limitado
Sem glúten, sem trigo	30 g	13	1	1	Muito limitado
Sírio, branco, sem fermento	30 g	33	1	1	Limitado
Sírio, integral, sem fermento	30 g	35	1	2	Limitado
Sourdough de centeio	30 g	15	0	1	Limitado

Rosca tipo *bagel*

Alimento	Porção	Carboidratos totais (g)	Açúcar total (g)	Gordura total (g)	Recomendação
Com frutas vermelhas	90 g	40	10	1	Evitar
Com ovos	90 g	45	1	1	Evitar
Com passas e canela	90 g	47	2	1	Evitar

Alimento	Porção	Carboidratos totais (g)	Açúcar total (g)	Gordura total (g)	Recomendação
De trigo integral	90 g	48	1	1	Evitar
Simples	90 g	45	1	2	Evitar

Biscoitos

Alimento	Porção	Carboidratos totais (g)	Açúcar total (g)	Gordura total (g)	Recomendação
Água e gergelim	30 g	18	3	5	Limitado
Amanteigado	30 g	21	9	6	Evitar
Brioche	30 g	15	3	7	Evitar
Com recheio de chocolate	20 g	15	8	4	Evitar
Com recheio de creme	20 g	15	8	4	Evitar
Cream cracker	40 g	26	6	6	Evitar
Cream cracker integral	40 g	25	6	5	Evitar
De araruta	15 g	12	6	3	Evitar
De aveia	20 g	10	5	3	Evitar
De gengibre	20 g	16	7	3	Evitar
Grissini	30 g	24	7	5	Evitar
Mentirinha	30 g	20	12	12	Evitar
***Wafer* de baunilha**	30 g	21	10	4	Evitar

PEIXES E FRUTOS DO MAR

Todos os peixes têm um teor reduzido de gordura saturada, e muitas variedades de peixe contêm um tipo bom de gordura, chamada ômega-3. Esta gordura, encontrada no óleo de peixe, parece nos beneficiar de várias maneiras. Além de ajudar na prevenção de ataques cardíacos e derrames, há indícios de que o óleo de peixe ajude a evitar ou tratar depressão, artrite, colite, asma e pele seca. Também pode ajudar no emagrecimento.

Os frutos do mar, como o camarão, já foram considerados ricos em colesterol e evitados por pessoas preocupadas com a alimentação. Entretanto, ficou comprovado que isso está errado. Sinta-se livre para aproveitar todos os frutos do mar na Dieta de South Beach. No entanto, o conteúdo de mercúrio nos peixes enlatados é uma preocupação crescente e, por isso, limite o seu consumo.

Peixe assado ou grelhado

Alimento	Porção	Carboidratos totais (g)	Açúcar total (g)	Gordura total (g)	Recomendação
Arenque	90 g	0	0	10	Bom
Arenque defumado	90 g	0	0	10	Bom
Atum	90 g	0	0	4	Bom
Bacalhau	90 g	0	0	1	Bom
Bagre	90 g	0	0	9	Bom
Carpa	90 g	0	0	6	Bom
Cavalinha	90 g	0	0	15	Bom
Congro-rosa	90 g	0	0	1	Bom
Espadarte	90 g	0	0	4	Bom
Esturjão	90 g	0	0	4	Bom
Garoupa	90 g	0	0	1	Bom
Hadoque	90 g	0	0	1	Bom
Linguado	90 g	0	0	1	Bom
Lúcio	90 g	0	0	1	Bom
Merluza	90 g	0	0	3	Bom
Perca	90 g	0	0	2	Bom
Pescada	90 g	0	0	1	Bom
Salmão	90 g	0	0	11	Bom
Truta	90 g	0	0	6	Bom
Tubarão	90 g	0	0	5	Bom
Vermelho	90 g	0	0	2	Bom

Peixe enlatado

Alimento	Porção	Carboidratos totais (g)	Açúcar total (g)	Gordura total (g)	Recomendação
Anchova, no azeite	90 g	0	0	8	Bom
Atum em água	90 g	0	0	1	Bom
Atum em óleo	90 g	0	0	7	Limitado
Sardinha em água	90 g	0	0	1	Bom
Sardinha em óleo	90 g	0	0	10	Limitado

Frutos do mar

Alimento	Porção	Carboidratos totais (g)	Açúcar total (g)	Gordura total (g)	Recomendação
Camarão	90 g	0	0	2	Bom
Lagosta	90 g	0	0	1	Bom
Lagostim	90 g	0	0	1	Bom
Mariscos	1 dúzia (90 g)	0	0	1	Bom
Mexilhão	90 g	0	0	2	Bom
Ostras	6 médias (90 g)	0	0	2	Bom
Siri	90 g	0	0	1	Bom
Vieiras	90 g	0	0	1	Bom

PICLES, PIMENTAS E TEMPEROS

Os picles, as pimentas e os temperos estão aprovados, contanto que não levem açúcar.

Alimento	Porção	Carboidratos totais (g)	Açúcar total (g)	Gordura total (g)	Recomendação
Chucrute, escorrido	1/2 xícara	3	0	0	Bom
Picles comuns, adoçados	3 fatias	5	5	0	Evitar

Alimento	Porção	Carboidratos totais (g)	Açúcar total (g)	Gordura total (g)	Recomendação
Picles de *dill* (endro)	1 grande	5	2	0	Limitado
Pimenta *jalapeño,* em conserva	2 inteiras	2	0	0	Limitado
Pimenta-malagueta	1 g	1	0	0	Bom
Pimentão cozido inteiro, vermelho ou amarelo, em salmoura	meio	2	1	2	Bom

PIZZA

Se a pizza é um de seus pratos favoritos, opte pelas de massa fina com molho de tomate, queijo light e/ou por uma pizza vegetariana. As pizzas de massa grossa não são recomendadas. Fique longe das coberturas ricas em gordura saturada, como queijos misturados, lingüiça calabresa e salsicha.

Alimento	Porção	Carboidratos totais (g)	Açúcar total (g)	Gordura total (g)	Recomendação
Brotinho de massa grossa					
De calabresa	250 g	70	2	28	Evitar
De presunto	250 g	70	2	23	Evitar
De queijo	250 g	71	3	28	Evitar
Pizza média com massa fina (fatia)					
De calabresa	90 g	29	1	10	Evitar
De queijo	90 g	28	1	8	Bom
Pizza média com massa grossa (fatia)					
De calabresa	90 g	43	8	13	Evitar
De queijo	90 g	43	8	10	Evitar
Vegetariana	90 g	45	9	6	Evitar

Alimento	Porção	Carboidratos totais (g)	Açúcar total (g)	Gordura total (g)	Recomendação
Pizza média com massa integral (fatia)					
De quatro queijos	90 g	19	2	7	Bom
Vegetariana	90 g	17	3	4	Bom

QUEIJOS

Os queijos feitos com leite integral são uma fonte de gordura saturada, por isso opte por queijos light para usar na comida ou como aperitivo. De vez em quando, no entanto, é permitido apreciar um queijo com mais sabor, como gorgonzola ou parmesão, pois basta uma pequena quantidade para acentuar o sabor de um prato, sem contribuir com uma quantidade substancial de gordura saturada.

Alimento	Porção	Carboidratos totais (g)	Açúcar total (g)	Gordura total (g)	Recomendação
Blue cheese	30 g	1	1	8	Limitado
Brie	30 g	1	1	8	Evitar
Cabra, duro	30 g	1	1	10	Evitar
Cabra, macio	30 g	0	0	6	Limitado
Camembert	30 g	0	0	7	Evitar
Catupiry	30 g	0	0	6	Evitar
Cheddar comum	30 g	0	0	9	Evitar
Cheddar light	30 g	1	0	0	Bom
***Cottage* cremoso**	1/2 xícara	3	1	5	Evitar
***Cottage* light**	1/2 xícara	6	5	0	Bom
***Cream cheese* comum**	2 colheres (sopa)	1	1	10	Evitar
***Cream cheese* light**	2 colheres (sopa)	3	1	0	Bom
Feta	30 g	1	1	6	Limitado

Alimento	Porção	Carboidratos totais (g)	Açúcar total (g)	Gordura total (g)	Recomendação
Gorgonzola	30 g	0	0	9	Evitar
Gouda	30 g	1	1	8	Evitar
Gruyère	30 g	0	0	9	Evitar
Jarlsberg	30 g	1	1	8	Evitar
Mascarpone	30 g	1	1	13	Evitar
Minas	30 g	1	0	6	Limitado
Minas Frescal light	30 g	1	0	3	Bom
Mussarela comum	30 g	1	0	6	Limitado
Mussarela de búfala	30 g	0	0	6	Limitado
Mussarela light	30 g	1	1	0	Bom
Neufchatel	30 g	1	1	6	Limitado
Parmesão	30 g	1	1	8	Limitado
Parmesão/ Romano, ralado	1 colher (sopa)	0	0	2	Bom
Polenguinho	20 g	0	0	6	Evitar
Polenguinho light	20 g	1	0	3	Bom
Prato	30 g	0	0	8	Muito limitado
Prato light	30 g	0	0	6	Limitado
Provolone comum	30 g	1	1	8	Limitado
Provolone light	30 g	1	0	5	Bom
Requeijão cremoso light	30 g	2	0	3	Limitado
Ricota integral	1/2 xícara	4	2	16	Evitar
Ricota light	1/2 xícara	6	2	10	Bom
Roquefort	30 g	1	1	9	Limitado
Suíço	30 g	1	1	8	Evitar

SALADAS E MOLHOS PARA SALADAS

As saladas preparadas, como as de atum e de ovos, de vez em quando podem fazer parte de sua alimentação, mas as melhores opções são as saladas de folhas variadas com um saboroso molho vinagrete.

Saladas

Alimento	Porção	Carboidratos totais (g)	Açúcar total (g)	Gordura total (g)	Recomendação
Salada *Caesar*, com molho	1 xícara	15	2	15	Bom
Salada com frango grelhado	1/2 xícara	13	9	10	Bom
Salada de atum, tradicional, com ovo	1/2 xícara	10	4	12	Bom
Salada de batata, tradicional, com ovo	1 xícara	38	7	19	Evitar
Salada de camarão	1/2 xícara	5	2	14	Bom
Salada de feijão	1 xícara	23	6	5	Bom
Salada de folhas variadas	1 xícara	10	0	0	Bom
Salada de frutas frescas	1 xícara	25	22	0	Limitado
Salada de macarrão, tradicional, com ovo	1 xícara	42	13	23	Evitar
Salada de massa, com molho vinagrete italiano	1 xícara	42	5	12	Muito limitado
Salada de ovos	1/2 xícara	8	1	25	Muito limitado
Salada de pepino, marinada no molho vinagrete	1/2 xícara	8	5	10	Bom

Alimento	Porção	Carboidratos totais (g)	Açúcar total (g)	Gordura total (g)	Recomendação
Salada de peru, presunto e queijo, sem molho	1 xícara	7	3	11	Limitado
Salada de repolho tradicional	1/2 xícara	18	13	9	Muito limitado
Salada de tabule	1/2 xícara	22	1	6	Bom
Salada de tomate com mussarela	1 xícara	20	12	14	Bom
Salada de *tortellini* com molho *pesto*	1 xícara	38	6	20	Evitar
Salada grega de massas, com azeitona e queijo *feta*	1 xícara	42	8	12	Limitado
Salada Waldorf	1 xícara	24	12	21	Evitar
Salpicão de frango	1/2 xícara	9	4	19	Evitar

Molhos para salada

Alimento	Porção	Carboidratos totais (g)	Açúcar total (g)	Gordura total (g)	Recomendação
***Blue cheese*, comum**	2 colheres (sopa)	2	2	16	Limitado
***Blue cheese*, light**	2 colheres (sopa)	2	1	8	Bom
Caesar, comum	2 colheres (sopa)	2	0	14	Bom
Caesar, light	2 colheres (sopa)	1	0	5	Bom
Francês					
Comum	2 colheres (sopa)	5	5	14	Evitar
Light	2 colheres (sopa)	4	2	0	Muito limitado

Alimento	Porção	Carboidratos totais (g)	Açúcar total (g)	Gordura total (g)	Recomendação
Italiano					
Comum	2 colheres (sopa)	3	3	12	Bom
Light	2 colheres (sopa)	2	1	0	Bom
Ranch					
Comum	2 colheres (sopa)	3	3	18	Limitado
Light	2 colheres (sopa)	2	1	0	Bom
Thousand Island					
Comum	2 colheres (sopa)	5	4	11	Muito limitado
Light	2 colheres (sopa)	3	1	0	Limitado
Vinagrete, com vinagre balsâmico, comum	2 colheres (sopa)	3	3	10	Bom
Vinagrete, com vinagre balsâmico, light	2 colheres (sopa)	8	8	0	Evitar

SOBREMESAS

As sobremesas estão limitadas na fase 1 da Dieta de South Beach, embora se possa ingerir gelatina sem açúcar ou uma das saudáveis e satisfatórias combinações feitas com ricota. As frutas, sobretudo as vermelhas, são sobremesas ideais para a fase 2. Morangos mergulhados em chocolate amargo derretido são uma das minhas sobremesas favoritas! Lembre-se de que quanto mais amargo for o chocolate menor o seu teor de açúcar.

Muitos alimentos processados começaram a acrescentar gorduras parcialmente hidrogenadas — do tipo trans —, em lugar das gorduras saturadas utilizadas anteriormente, como meio de aumentar o prazo de validade dos alimentos. As gorduras trans, comuns em biscoitos e misturas para bolos, são piores do que as saturadas e devem ser evitadas ao máximo possível.

Biscoitos

Alimento	Porção	Carboidratos totais (g)	Açúcar total (g)	Gordura total (g)	Recomendação
Amanteigado	2 biscoitos	21	9	6	Evitar
Com recheio de chocolate	2 biscoitos	15	8	4	Evitar
Com recheio de creme	2 biscoitos	15	8	4	Evitar
De araruta	3 biscoitos pequenos	12	6	3	Evitar
De aveia	1 biscoito	10	5	3	Evitar
De gengibre	3 biscoitos pequenos	16	7	3	Evitar
***Wafer* de baunilha**	7 *wafers* pequenos	21	10	4	Evitar

Bolos

Alimento	Porção	Carboidratos totais (g)	Açúcar total (g)	Gordura total (g)	Recomendação
Bolo comum, de mistura pronta, com cobertura de baunilha	80 g	38	29	10	Evitar
Bolo comum, de mistura pronta, com cobertura de chocolate	80 g	37	24	11	Evitar
Bolo comum, médio	30 g	15	8	5	Evitar
Bolo de café com nozes	60 g	29	18	15	Evitar

Alimento	Porção	Carboidratos totais (g)	Açúcar total (g)	Gordura total (g)	Recomendação
Bolo de chocolate, de mistura pronta, com cobertura de baunilha	80 g	40	30	13	Evitar
Bolo de chocolate, de mistura pronta, com cobertura de chocolate	80 g	42	38	13	Evitar
***Cheesecake* com chocolate**	80 g	33	25	21	Evitar
***Cheesecake* comum**	80 g	22	19	20	Evitar
Pão de banana	60 g	30	19	7	Evitar
Pão-de-ló	60 g	23	16	1	Muito limitado

Gelatina

Alimento	Porção	Carboidratos totais (g)	Açúcar total (g)	Gordura total (g)	Recomendação
Sem açúcar	1/2 xícara	0	0	0	Bom
Com açúcar	1/2 xícara	19	19	0	Evitar
Com frutas	1/2 xícara	25	25	0	Evitar

Pudins e musses

Alimento	Porção	Carboidratos totais (g)	Açúcar total (g)	Gordura total (g)	Recomendação
Pudim					
Arroz-doce, feito em casa, preparado com leite integral	1/2 xícara	30	19	4	Evitar
De pão, feito em casa, com passas e canela	1/2 xícara	21	15	5	Evitar

Alimento	Porção	Carboidratos totais (g)	Açúcar total (g)	Gordura total (g)	Recomendação
Flã de baunilha instantâneo, preparado com leite semidesnatado	1/2 xícara	30	19	2	Evitar
Flã de chocolate instantâneo, preparado com leite semidesnatado	1/2 xícara	28	21	2	Evitar
Flã, feito em casa	1/2 xícara	16	16	7	Evitar
Musse					
De baunilha, diet, mistura pronta	1/2 xícara	8	1	3	Evitar
De chocolate, diet, mistura pronta	1/2 xícara	9	1	3	Evitar
De frutas vermelhas, diet, mistura pronta	1/2 xícara	9	1	3	Evitar

Tortas

Alimento	Porção	Carboidratos totais (g)	Açúcar total (g)	Gordura total (g)	Recomendação
De cereja	1 pedaço 120 g	50	30	15	Evitar
De chocolate	1 pedaço 120 g	41	17	15	Evitar
De frutas vermelhas	1 pedaço 120 g	41	17	11	Evitar
De maçã	1 pedaço 120 g	43	21	12	Evitar
De pêssego	1 pedaço 120 g	45	31	12	Evitar

SOPAS

Além de revigorar o espírito, as sopas também satisfazem o apetite. As pesquisas mostram que as pessoas que ingerem uma sopa como entrada comem menos durante o resto da refeição. Entre as boas opções estão as sopas de hortaliças, como a de feijão, o *gazpacho* e a de lentilhas, todas ricas em bons carboidratos e em fibras.

Evite as sopas cremosas dos restaurantes, que costumam ser preparadas com cremes ricos em gordura saturada ou com leite integral. Em casa, prepare as sopas cremosas com água. Quando tomar sopa no restaurante, peça para vir sem o *croûton*.

Alimento	Porção	Carboidratos totais (g)	Açúcar total (g)	Gordura total (g)	Recomendação
***Bouillabaisse* (Frutos do mar)**	1 xícara	6	2	9	Bom
Canja	1 xícara	17	1	2	Muito limitado
De carne com cevada	1 xícara	20	2	2	Bom
De cogumelo e cevada	1 xícara	19	4	1	Bom
De feijão-preto	1 xícara	19	2	2	Bom
De hortaliças com carne	1 xícara	17	3	2	Bom
De macarrão e frango	1 xícara	18	1	2	Muito limitado
Sopa de fubá	1 xícara	18	4	15	Evitar
Sopas cremosas					
Caldo de *missô*	1 xícara	5	0	0	Bom
Creme de batata, feito com leite	1 xícara	16	2	9	Evitar
Creme de brócolis, feito com água	1 xícara	17	5	3	Bom

Alimento	Porção	Carboidratos totais (g)	Açúcar total (g)	Gordura total (g)	Recomendação
Creme de cogumelo, feito com leite	1 xícara	15	6	13	Evitar
Creme de frango, feito com água	1 xícara	18	4	4	Bom
De ervilha partida	1 xícara	30	2	2	Limitado
De lagosta	1 xícara	13	10	13	Evitar
De legumes	1 xícara	15	3	1	Bom
De legumes com peru	1 xícara	14	3	4	Bom
De lentilhas	1 xícara	22	2	1	Bom
De lentilhas com presunto	1 xícara	20	2	3	Bom
De tomate	1 xícara	15	8	2	Bom
Ensopado de peixe	xícara	18	5	6	Bom
Gazpacho	1 xícara	4	2	0	Bom
Minestrone	1 xícara	20	3	3	Bom
Sopa de cebola	1 xícara	22	10	4	Limitado
Vichyssoise	1 xícara	17	2	6	Limitado

SORVETES E SOBREMESAS GELADAS

O sorvete não faz parte da Dieta de South Beach, embora você possa consumir uma pequena quantidade em ocasiões muito raras. Opte por coberturas sem açúcar ou de frutas.

Sorvete

Alimento	Porção	Carboidratos totais (g)	Açúcar total (g)	Gordura total (g)	Recomendação
Com pouca gordura					

Alimento	Porção	Carboidratos totais (g)	Açúcar total (g)	Gordura total (g)	Recomendação
Creme, diet	1/2 xícara	15	15	3	Muito limitado
Napolitano	1/2 xícara	13	4	3	Muito limitado
Premium					
Menta e pedaços de chocolate	1/2 xícara	25	22	20	Evitar
Macadâmia	1/2 xícara	20	18	24	Evitar
Comum					
Chocolate	1/2 xícara	19	18	7	Muito limitado
Creme	1/2 xícara	17	12	7	Muito limitado
Morango	1/2 xícara	18	18	6	Muito limitado
Pêssego	1/2 xícara	17	16	6	Muito limitado
De casquinha	unidade	22	17	14	Evitar

Picolés

Alimento	Porção	Carboidratos totais (g)	Açúcar total (g)	Gordura total (g)	Recomendação
De fruta, adocicado	unidade	15	15	0	Limitado
Light	unidade	3	0	0	Bom

Sobremesas congeladas

Alimento	Porção	Carboidratos totais (g)	Açúcar total (g)	Gordura total (g)	Recomendação
Frozen iogurte					
De baunilha ou de fruta, com pouca gordura	1/2 xícara	18	18	1	Muito limitado
De chocolate, comum	1/2 xícara	23	18	3	Muito limitado

Alimento	Porção	Carboidratos totais (g)	Açúcar total (g)	Gordura total (g)	Recomendação
De chocolate, diet	1/2 xícara	22	20	0	Muito limitado
De creme ou de fruta, comum	1/2 xícara	22	17	3	Muito limitado

LISTA DE SUPERMERCADO DA DIETA DE SOUTH BEACH

Nada é pior do que chegar em casa do trabalho com fome e descobrir que a despensa está vazia.

Tenha sempre na geladeira e na despensa os itens de primeira necessidade apresentados a seguir. Assim, não faltarão elementos para preparar uma saudável refeição da Dieta de South Beach.

Carnes, aves e peixes

Filé: Para preparar um espetinho de carne e hortaliças fácil e ligeiro, alterne a carne com cogumelos, pimentão vermelho e cebola.

Filé de peito de frango e de peru: grelhe, cozinhe ou refogue.

Hortaliças e leguminosas

Feijões: Experimente todos os tipos — preto, manteiga, lima, fradinho, verde, grão-de-bico, lentilha e ervilha partida.

Hortaliças: Tenha sempre à mão brócolis, couve-flor, aspargos e espinafre picadinho para refogados ou como acompanhamentos preparados no microondas, para sopas e pratos de forno e para preparar pratos da cozinha mediterrânea, como *ratatouille.*

Brócolis pré-lavados e pré-embalados: Sirva crus acompanhados de queijo light, refogados como acompanhamento de outros pratos, ou para preparar sopas.

Laticínios

Queijos light: Experimente variedades light dos queijos tradicionais ou opte por queijos naturalmente pobres em gordura, como a ricota. Prove várias marcas até encontrar uma de seu agrado.

Iogurtes naturais desnatados: Use como base no preparo de molhos e pastas. (Coloque o iogurte em uma peneira forrada com um filtro de café e leve à geladeira por 3 horas ou mais, depois tempere como desejar.)

Temperos

Vinagre balsâmico: Desperta o sabor das saladas, é uma excelente opção para refogar os alimentos e fica ótimo combinado ao azeite de oliva.

Alho: Nenhuma cozinha bem equipada está completa sem alho, um gênero de primeira necessidade nos pratos da cozinha mediterrânea.

Azeite e óleo de canola: Para acentuar o sabor do molho da salada, dos pratos refogados, das pastas e das hortaliças e leguminosas cozidos no vapor, tenha sempre em casa azeite de oliva extravirgem. O óleo de canola é bom para frituras ligeiras.

Cebolas: Tenha-as sempre à mão: roxas ou brancas, chalotas e cebolinhas verdes.

Molhos: Use molhos frescos ou comprados prontos em lugar do ketchup como acompanhamento para carnes, aves ou frutos do mar grelhados.

Óleo de gergelim e molho shoyo light: Conferem um toque asiático às hortaliças cozidas no vapor, às frituras leves e às marinadas. Guarde-os na geladeira para que não percam o sabor.

CARDÁPIOS ALTERNATIVOS

Uma coisa é seguir à risca a dieta de um livro, outra, bem diferente, é preparar suas próprias refeições saudáveis. Mas não é tão difícil quanto parece. Basta combinar duas porções de proteínas magras com uma porção de hortaliças frescas ricas em fibras (com exceção das espécies com índice glicêmico alto, como milho e batata). Junte um pouco de óleos saudáveis e pronto: você terá uma refeição deliciosa que retarda o ritmo de digestão e o mantém saciado durante horas.

Os cardápios alternativos para o café da manhã, almoço e jantar servirão como estímulo manter você à distância de várias tentações. Compare os princípios nutricionais dos seus alimentos favoritos, faça as escolhas certas e acrescente uma pitada de criatividade — você verá que o céu é o limite.

Em vez de...	Opte por...
Café da manhã	
Omelete com queijo, bacon e salsicha e suco de laranja (concentrado)	Omelete vegetariano, bacon canadense, laranja e leite desnatado.
Pão francês e leite achocolatado	Uma fatia de torrada de pão integral com geléia de frutas light e café com leite semidesnatado e adoçante.
Waffle com calda	Panqueca de farinha integral com frutas frescas.
Almoço	
Salada com molho light pronto e massa com molho de tomate.	Salada de folhas variadas com molho de azeite e vinagre (vinagrete) e massa integral com camarão e hortaliças.
Cheeseburger e batata frita	Sanduíche de peito de frango grelhado no pão integral.
Misto quente	Salada de atum e hortaliças envolvidos em uma folha de alface.
Jantar	
Frango frito, arroz branco e pão	Peito de frango cozido, aspargos no vapor e salada de folhas ao vinagrete.
Bolo de carne, purê de batata e pão com margarina.	Filé grelhado, batata-doce e hortaliças ao forno.
Carne de porco no pão, milho e salada de folhas com molho light.	Uma xícara de sopa de tomate, sanduíche aberto de rosbife e salada de folhas ao vinagrete.

A DIETA DE SOUTH BEACH EM RESTAURANTES

Você não precisa parar de freqüentar seu restaurante favorito só porque está seguindo a Dieta de South Beach. A dieta é uma maneira flexível de se alimentar, por isso pode descobrir várias opções saudáveis que lhe permitam jantar fora e ainda emagrecer ou manter o peso. A lista a seguir vai ajudá-lo a fazer escolhas mais saudáveis em qualquer parte.

Independentemente da fase em que você se encontra, guie-se pelas regras básicas da Dieta de South Beach.

Restaurantes

Os restaurantes sofisticadas oferecem uma enorme variedade de pratos; existem muitas opções além dos tradicionais salgadinhos nadando em gordura e couverts gigantesco. Ao comer fora, evite entradas que levem muito queijo ou molhos gordurosos, sanduíches muito pesados, pães, maioneses, macarrão, salada de batata e afins.

Comida Chinesa

Para transformar a comida chinesa em um item da Dieta de South Beach, reduza a enorme quantidade de gordura saturada usada em seu preparo. Peça que seu prato seja feito sem MSG, o agente aromatizante que costuma ser usado na cozinha chinesa. Embora seja feito com beterraba, uma hortaliça saudável, o MSG tem índice glicêmico (IG) alto. Experimente uma sopa ou qualquer combinação de hortaliças frescas feitas no vapor, com uma pequena quantidade de carne, aves ou frutos do mar. Fique longe de: arroz cozido no vapor (IG alto), macarrão frito; pães; bolinhos fritos; costeleta de porco; pratos como *lo mein,* pato à moda de Pequim; e entradas descritas no cardápio como "crocantes" ou "agridoces". Além disso, muitos molhos são engrossados com amido. Peça ao garçom que os molhos sejam preparados sem amido.

Comida Indiana

A comida indiana baseia-se nos bons carboidratos, sobretudo leguminosas, como grão-de-bico e lentilhas, e hortaliças, como espinafre e berinjela. O lado ruim é o excesso de carboidratos de amido (batata) e de gorduras prejudiciais. Muitos dos aperitivos são fritos, e as hortaliças e carnes costumam ser fritas ou refogadas em manteiga clarificada *(ghee).* Mesmo assim, a maioria dos restaurantes indianos oferece várias opções deliciosas para quem segue a Dieta de South Beach. Experimente a sopa *mulligatawny*, *dals* (pratos de legumes — escolha os sem creme), *chana* (grão-de-bico ao *curry*), *kachumbars* (saladas de hortaliças), *raita* (salada com molho tártaro feito com iogurte), os pratos descritos no cardápio como *masala* (uma combinação de temperos com tomates e cebola refogados) ou *tandoori* (carne, ave ou peixe temperados e assados no forno de barro).

Fique longe de: samosas (pastéis triangulares fritos e recheados com hortaliças ou carne), *puri* (um pão frito e fofo) e das entradas descritas como *biryani, malai* ou *korma,* que levam muito óleo e creme.

Comida Italiana

Não pedir massa? Em um restaurante italiano? Na verdade, é mais fácil do que você imagina — costuma haver várias opções para os seguidores da Dieta de South Beach. Prove as saladas com azeite e vinagre balsâmico, frutos do mar cozidos no vapor acompanhados de vinho branco, sopas claras, carne, ave ou peixe grelhados, escalopes *sauté* com cogumelo e molho marsala, ou escarola ou o brócolis americano *sauté* ao alho e óleo.

Se quiser pizza, peça as de massa fina e não as de massa grossa, e opte pelas pizzas de hortaliças em vez de presunto ou calabresa. Se preferir uma massa, peça as de trigo integral ou com acompanhamento refogado no azeite e no alho, ou com molho de tomate acompanhado de proteínas boas (marisco ou camarão) ou de hortaliças. Fique longe do pão ou do pão-de-alho, dos antepastos com queijo e salame, ricos em gordura saturada, e de qualquer coisa descrita no cardápio como *à carbonara* (preparada com creme ou queijo muito gorduroso) ou *à parmigiana* (empanada e mergulhada em mussarela com muita gordura).

Comida Mexicana

Nos restaurantes mexicanos, em geral, os pratos são preparados com gorduras prejudiciais. Mesmo assim, é possível ir a um restaurante mexicano e comer de maneira saudável. Prove o frango ou peixe grelhado, *pescado a la Veracruzana* (peixe no molho picante com azeite de oliva, azeitona verde e alcaparra), *mole pollo* (frango com molho picante de laranja) ou camarones de *hacha* (camarão sauté em molho de tomate vermelho e verde). Fique longe das fatias de tortilha frita; de qualquer coisa com molho de queijo, *sour cream* ou *guacamole*, do feijão frito (em geral, preparado em banha de porco), das *chimichangas* (tortilha de farinha fritas e recheadas com carne e queijo); da salsicha mexicana conhecida como *chorizo;* e do *taco* frito.

Steak Houses

Não é dificil seguir a Dieta de South Beach em um restaurante especializado em carne e hortaliças. Opte pelos cortes mais magros da carne e aprecie-os com um molho e um acompanhamento de hortaliças grelhadas ou cozidas no vapor.

Experimente os cortes de carne magra, como o lombo ou uma costeleta de cordeiro ou de porcvo bem fatiada. No bufê de saladas, prefira camarões e saladas de hortaliças sem amido, como brócolis, reagadas com azeite de oliva e vinagre balsâmico.

Fique longe das frituras, sopas cremosas, da salada de repolho com maionese, das saladas de macarrão e de batata, da batata assada e de todos os acompanhamentos que são fritos em grande quantidade de óleo.

NOTAS

Desde que a Dieta se popularizou em Miami e o livro *A Dieta de South Beach* tornou-se um best-seller, várias pessoas me procuraram ansiosas para falar sobre suas histórias de sucesso. Estou estimulado pela facilidade com que as pessoas aprendem e colocam o programa em prática. Agora criamos um site na Internet destinado a tornar a dieta ainda mais fácil: *www.southbeachdiet.com/rodale* (em inglês).

O site tem a flexibilidade de oferecer feedback pessoal e orientação para ajudá-lo a atingir seu objetivo. Pode também colocá-lo em contato com milhares de outros seguidores do plano. Na *Message Board*, você poderá fazer perguntas e obter respostas de uma grande comunidade de pessoas que fazem a dieta assim como de nossos nutricionistas especializados. Obterá também meu conselho na newsletter *Daily Dish* e na seção Ask *Dr. Agatston Q & As* (Pergunte ao Dr. Agatston).

As ferramentas interativas do site também oferecem apoio pessoal. No *Weight Tracker* (Monitoramento do peso), por exemplo, você pode verificar seu peso, registrar seus progressos e ter feedback imediato sobre como está indo na dieta. O site indicará se está perdendo peso rápido ou devagar demais e o que pode fazer para melhorar. É como ter seu próprio *personal trainer* lhe mostrando o que pode mudar, dizendo onde está acertando, que está melhorando e mantendo-o motivado.

Na seção *Meal Plans* (Planos de refeições) do site, você encontrará cardápios diários (*Daily Menus*) para todas as fases da dieta, uma seção para ajudá-lo a encontrar novos e deliciosos pratos com rapidez e facilidade (*Recipe Search* — que inclui receitas totalmente vegetarianas) e uma seção de geração de listas de compras (*Shopping List Generator*) através da qual você poderá imprimir automaticamente listas de ingredientes. Seguindo a Dieta de South Beach Online, você não apenas tem ajuda para controlar seu peso e ter um coração saudável como também estará nos ajudando a melhorar a dieta. A ciência evolui constantemente e considero esta dieta uma evolução. À medida que conseguirmos novas informações sobre as necessidades e experiências de seus seguidores, conseguiremos melhorar continuamente o site, o plano e nossa capacidade de ajudar às pessoas. Para ficar a par das mudanças e atualizações da dieta sem precisar se inscrever no site, visite *www.southbeachdiet.com/updates* (em inglês).

Arthur Agatston, M.D.

A Dieta de South Beach
Arthur Agatston

Comer deve ser um prazer mesmo quando se está tentando emagrecer. Este é um dos princípios básicos da Dieta de South Beach, um plano feito a partir do que há de mais moderno na ciência para perder peso de forma rápida, saudável e sem precisar sentir fome.

Você poderá comer porções generosas de carne, frango e peixe. Além disso, irá saborear pratos feitos com ovos, queijo, nozes e hortaliças. No intervalo das refeições, ainda terá direito a pequenos lanches.

Elaborada pelo renomado cardiologista Arthur Agatston, *A Dieta de South Beach* se tornou uma sensação nos Estados Unidos por gerar resultados impressionantes: perder de 3 a 5 quilos nas duas primeiras semanas e adotar novos hábitos alimentares capazes de manter seu peso a longo prazo.

Receitas da Dieta de South Beach

Arthur Agatston

Uma alimentação deliciosa que faz bem à saúde – eis o alicerce da Dieta de South Beach e o motivo pelo qual milhões de pessoas ao redor do mundo a adotaram como estilo de vida, ganhando mais energia, melhorando a saúde do coração e emagrecendo de forma definitiva.

Se no livro *A Dieta de South Beach* você já teve dicas sobre como se alimentar se forma saudável, nutritiva e saborosa, agora, com *Receitas da Dieta de South Beach* você vai ter mais de 200 motivos para seguir em frente sem passar por provações. As receitas são simples e podem ser preparadas no dia-a-dia, mas também são deliciosas o suficiente para serem servidas em ocasiões especiais.

Cada um dos pratos vem com a indicação da fase da dieta ao qual se destina, para que você saiba imediatamente em que fase pode ser consumido. Ilustrado com 50 fotografias a cores e recheado de informações adicionais, como análise nutricional dos pratos, listas de compras e um guia para abastecer sua despensa, *Receitas da Dieta de South Beach* não pode faltar na sua cozinha.

Bons carboidratos, maus carboidratos
Johanna Burani e Linda Rao

Os carboidratos provocam polêmica quando se discute a alimentação ideal. Já foram considerados os vilões das dietas, mas o que pouca gente sabe é que nem todos os carboidratos são iguais. Existem os bons e os maus carboidratos. E a ingestão dos carboidratos certos – de lenta digestão – é extremamente benéfica para a saúde: ajuda a emagrecer e controlar os níveis de açúcar do sangue e melhora nossa saúde cardíaca.

Neste livro de fácil consulta, a nutricionista Johanna Burani e a jornalista Linda Rao mostram a importância de escolher os alimentos certos para ter saúde e manter-se em forma. E também ensinam:

– A perder peso sem passar fome, ter dor de cabeça ou sentir-se irritado.

– Como controlar a diabetes usando os bons carboidratos.

– Dicas sobre os carboidratos adequados para crianças e esportistas.

200 receitas de bons carboidratos

Sandra Woodruff

Se você acha que fazer dieta e ter prazer de comer são duas atividades incompatíveis, esse livro traz importantes informações e deliciosas receitas para ajudar você a perder peso e se manter em forma.

As receitas foram criadas privilegiando o consumo dos bons carboidratos, cuja importância se tornou conhecida por milhões de pessoas a partir da publicação de *A Dieta de South Beach*. *200 receitas de bons carboidratos* vai lhe mostrar por que os bons carboidratos ajudam a prevenir problemas como obesidade, diabetes e doenças cardiovasculares, explicando tudo o que você precisa saber na prática para cozinhar em casa ou comer fora.

Com receitas para o café da manhã, entradas, sopas, saladas, sanduíches, sobremesas, acompanhamentos e pratos principais, ele ainda inclui tabelas com centenas de alimentos, analisando a quantidade de calorias, gorduras e carboidratos de cada um.

Juntando conhecimento científico, criatividade culinária e bom senso quanto ao custo dos ingredientes, esse livro oferece uma maravilhosa oportunidade de cuidar da sua saúde e do seu corpo sem abrir mão do prazer de comer.

Os 100 segredos das pessoas saudáveis
David Niven

A idéia equivocada de que ficar doente é uma fatalidade faz com que muita gente não cuide de sua saúde como deveria. Ao tomar consciência de que nós é que escolhemos ser saudáveis ou não, podemos melhorar significativamente nossa qualidade de vida.

Você aprenderá que o importante é pensar na saúde como um investimento a longo prazo, promovendo pequenas mudanças que vão fazer uma enorme diferença em sua vida. E saberá também que:

– Respirar direito reduz em até 65% o estresse.

– Três a quatro xícaras de café por dia não representam riscos à saúde.

– Comer com a TV ligada aumenta suas chances de engordar.

– Rir ajuda a elevar a quantidade de anticorpos.

CONHEÇA OS 25 CLÁSSICOS DA SEXTANTE

- *Muitas vidas, muitos mestres, Só o amor é real* e *Meditando com Brian Weiss,* de Brian Weiss
- *Conversando com os espíritos* e *Em busca da espiritualidade,* de James Van Praagh
- *A última grande lição,* de Mitch Albom
- *Enquanto o amor não vem,* de Iyanla Vanzant
- *A oração de São Francisco,* de Leonardo Boff
- *O ócio criativo,* de Domenico De Masi
- *Mantenha o seu cérebro vivo,* de Lawrence C. Katz e Manning Rubin
- *Por que os homens fazem sexo e as mulheres fazem amor?*, de Allan e Barbara Pease
- *Uma ética para o novo milênio* e *Palavras de sabedoria,* do Dalai-Lama
- *Histórias para aquecer o coração,* de Mark Victor Hansen e Jack Canfield
- *Os 100 segredos das pessoas felizes* e *Os 100 segredos das pessoas de sucesso,* de David Niven
- *Aprendendo a gostar de si mesmo,* de Louise Hay
- *Um dia "daqueles", Querida mamãe* e *O sentido da vida,* de Bradley Trevor Greive
- *Você é insubstituível* e *Dez leis para ser feliz,* de Augusto Cury
- *A vida é bela,* de Dominique Glocheux
- *Faça o que tem de ser feito,* de Bob Nelson
- *Não leve a vida tão a sério,* de Hugh Prather

INFORMAÇÕES SOBRE OS PRÓXIMOS LANÇAMENTOS

Para receber informações sobre os lançamentos da EDITORA SEXTANTE, basta enviar um e-mail para atendimento@esextante.com.br ou cadastrar-se diretamente no site www.sextante.com.br

Para saber mais sobre nossos títulos e autores, e enviar seus comentários sobre este livro, visite o nosso site: www.sextante.com.br

EDITORA SEXTANTE

Rua Voluntários da Pátria, 45 / 1.404 – Botafogo
Rio de Janeiro – RJ – 22270-000 – Brasil
Telefone (21) 2286-9944 – Fax (21) 2286-9244
E-mail: atendimento@esextante.com.br